Kerstin Bendig

Risikomanagement in der Arzneimittelsicherheit

Ansätze zur Effektivitätsbewertung von Risikominimierungsmaßnahmen in den USA und Europa im Vergleich

SCHRIFTENREIHE MASTERSTUDIENGANG CONSUMER HEALTH CARE

herausgegeben von Prof. Dr. Marion Schaefer

ISSN 1869-6627

5 *Ursula Sellerberg*
Heilpflanzen-Datenbanken im Internet
Eine kritische Untersuchung anhand verbraucherrelevanter Kriterien
ISBN 978-3-8382-0092-7

6 *Rüdiger Kolbeck*
Arzneimittelfälschungen auf globaler und nationaler Ebene
Eine Studie über das Problembewusstsein bei Patienten und Experten
ISBN 978-3-8382-0155-9

7 *Silke Lauterbach*
Das diabetische Fußsyndrom
Ein Ratgeber zur Identifizierung von Risikopatienten in der Apotheke
ISBN 978-3-8382-0182-5

8 *Judith Rommerskirchen*
Die Arzneimittelrabattverträge der gesetzlichen Krankenversicherungen
Eine Studie über Probleme bei ihrer Umsetzung an der Schnittstelle von Arzt und Apotheker
ISBN 978-3-8382-0253-2

9 *Verena Purrucker*
Möglichkeiten und Grenzen von Franchisesystemen in der zahnärztlichen Versorgung in Deutschland
ISBN 978-3-8382-0186-3

10 *Stefan Prüller*
Risiken und Nebenwirkungen auf der Spur
Konsumentenberichte über unerwünschte Arzneimittelwirkungen als Chance für Krankenkassen
ISBN 978-3-8382-0318-8

11 *Denny Lorenz*
Development of a Standard Report for Signal Verification on Public Adverse Event Databases
ISBN 978-3-8382-0432-1

12 *Kerstin Bendig*
Risikomanagement in der Arzneimittelsicherheit
Ansätze zur Effektivitätsbewertung von Risikominimierungsmaßnahmen in den USA und Europa im Vergleich
ISBN 978-3-8382-0438-3

Kerstin Bendig

RISIKOMANAGEMENT IN DER ARZNEIMITTELSICHERHEIT

Ansätze zur Effektivitätsbewertung von Risikominimierungsmaßnahmen in den USA und Europa im Vergleich

ibidem-Verlag
Stuttgart

Bibliografische Information der Deutschen Nationalbibliothek
Die Deutsche Nationalbibliothek verzeichnet diese Publikation in der Deutschen Nationalbibliografie; detaillierte bibliografische Daten sind im Internet über http://dnb.d-nb.de abrufbar.

Bibliographic information published by the Deutsche Nationalbibliothek
Die Deutsche Nationalbibliothek lists this publication in the Deutsche Nationalbibliografie; detailed bibliographic data are available in the Internet at http://dnb.d-nb.de.

∞

Gedruckt auf alterungsbeständigem, säurefreien Papier
Printed on acid-free paper

ISSN: 1869-6627

ISBN-13: 978-3-8382-0438-3

Printed in Germany

Abstract

Ein wesentlicher Bestandteil des Risiko-Managements besteht darin, identifizierte Risiken zu minimieren. Welches Risikominimierungsinstrument im konkreten Fall nützlich und sinnvoll ist, hängt von verschiedenen Faktoren, wie z. B. dem Indikationsgebiet, der Art des Risikos und der Patientenpopulation ab. Der Erfolg der ergriffenen Risikominimierungsmaßnahmen kann vorab nicht garantiert werden. Dennoch ist begründete potentielle Effektivitätsbewertung von Risikominimierungsmaßnahmen unabdingbar.

Ziel dieser Arbeit ist es, Ansätze zur Effektivitätsbewertung von Risikominimierungsmaßnahmen zu entwickeln. Die Basis dafür stellen die regulatorischen Vorgaben zur Risikominimierung in den USA und Europa dar. Dafür werden ausgewählte Beispiele von veröffentlichten Risikominimierungs- bzw. -linderungsstrategien (REMS) sowie das darin aufgeführte Vorgehen zur Effektivitätsbewertung analysiert und auf ihre Allgemeingültigkeit geprüft. Zusammen mit einer Nutzungsanalyse verfügbarer Quellen für Daten zur Effektivitätsbewertung sollen Ansätze abgeleitet werden, die Hinweise für die Planung und Durchführung einer Effektivitätsbewertung von Risikominimierungsmaßnahmen geben.

Das Ergebnis der Analysen zeigt, dass Effektitivtätsbewertungen sehr unterschiedlich erfolgen. Verschiedene Methoden und Kennzahlen werden hierbei in unterschiedlichem Umfang genutzt. Vor allem das formulierte Ziel sowie die ergriffene Risikominimierungsmaßnahme haben Einfluss auf die Wahl der Methode zur Effektivitätsbewertung. Die Regularien äußern häufig nur Vorschläge über mögliche Vorgehensweisen, was zu Unterschieden in der Umsetzung führt. Darüber hinaus steht eine Vielzahl von Datenquellen zur Verfügung: die UAW-Datenbank des pharmazeutischen Unternehmers, Verordnungsdaten der Krankenkassen, Daten aus Drug Utilization Studies oder selbst generiete Daten. Ihre Nutzbarkeit hängt stark von der konkreten Fragestellung, d.h. vor allem der Art des Risikos und der ergriffenen Risikominimierungsmaßnahme, ab.

Generell wird empfohlen, bei der Effektivitätsbewertung einem festgelegten Prozess zu folgen, der die Definition von Methoden und Kennzahlen im Vorhinein und damit eine möglichst objektive Bewertung sicherstellt. Unabhängig von der Art der Minimierungsmaßnahme sollten immer mindestens zwei verschiedene Datenquellen als Grundlage dienen. Ebenfalls empfiehlt es sich, je formuliertem Ziel der Risikominimierung mindestens zwei Kennzahlen zu erheben.

Öffentlich zugänglich sind Informationen über ergriffene Risikominimierungsmaßnahmen. Inwiefern diese erfolgreich waren und mit Hilfe welcher Methoden ihre Effektivität bewertet wurde, ist jedoch häufig nicht ersichtlich.
Größere Transparenz auf diesem Gebiet ist notwendig, um ‚Best Practices' abzuleiten. Diese können wiederum helfen, die Wiederholung von Fehlern zu vermeiden, schneller die richtigen Risikominimierungsmaßnahmen zu ergreifen und Standards zu entwickeln, die vergleichbare Vorgehensweisen auf dem Gebiet der Effektivitätsbewertung ermöglichen.

Inhalt

1. Einleitung

Pharmakovigilanz wird von der World Health Organization (WHO) definiert als „the science and activities relating to the detection, assessment, understanding and prevention of adverse effects or any other drug-related problem“[1]. Demnach umschreibt Pharmakovigilanz die Wissenschaft und die Aktivitäten, die sich auf die Entdeckung, die Bewertung, das Verstehen und die Prävention von unerwünschten Arzneimittelwirkungen (UAW) und allen anderen arzneimittelbezogenen Problemen beziehen. Zum Zeitpunkt der Arzneimittelzulassung ist für ein Arzneimittel nur das Risiko-Nutzen-Verhältnis aus klinischen Prüfungen bekannt.[2] Diese entsprechen jedoch weder bezüglich der Patientenpopulation noch bezogen auf die Rahmenbedingungen und das Einnahmeverhalten dem Alltag, in dem das Arzneimittel nach Marktzulassung Verwendung findet. Des Weiteren sind die Patientenpopulationen in klinischen Prüfungen zu klein, um selten bis sehr selten auftretende UAW zu beobachten.[3] Um auch unter nicht kontrollierten Bedingungen, z. B. bei älteren Patienten, bei Mehrfachmedikation oder Co-Morbidität eine möglichst sichere Verwendung eines Medikamentes zu gewährleisten und auch seltenere UAW möglichst frühzeitig zu erkennen, ist Risiko-Management während des gesamten Lebenszyklus eines Produktes unabdingbar. Der wachsende Fokus auf Risiko-Management in der Pharmakovigilanz betont ein erforderliches vorrausschauendes Handeln, das durch das Konzept des Risiko-Managements erreicht werden soll.[4] Auch in der Neugestaltung der EU-Regularien wird die Sicherstellung eines angemessenen Risiko-Managements durch angemessene Methoden als eines der vorrangigen Ziele beschrieben.[5]

Sind Risiken für ein Arzneimittel identifiziert, analysiert und bewertet, so müssen diese im Risk Management Plan dokumentiert und durch geeignete Risikominimierungsmaßnahmen adressiert werden.[6] Um zu gewährleisten, dass die ergriffenen Maßnahmen zweckdienlich sind und das erkannte Risiko tatsächlich minimieren, ist es unabdingbar, die Effektivität dieser Maßnahmen zu analysieren und zu bewerten.[7]

---

[1] World Health Organization (2011).

[2] Vgl. Moseley (2004), S. 1.

[3] Vgl. Leufkens, Egberts (2008), S. 85.

[4] Vgl. Härmark, van Grootheest (2008), S. 749.

[5] Vgl. Borg et al. (2011), S. 190.

[6] Vgl. Bush et al. (2005), S. 1.

[7] Vgl. ebenda, S. 14.

2. Zielstellung und Methode

Vor dem Hintergrund der Unabdingbarkeit von Effektivitätsbewertungen im Rahmen der Risikominimierung soll diese Studie weitere Methoden aufzeigen sowie ihre Eignung und Zweckmäßigkeit überprüfen. Dazu sollen zunächst die Begriffe Risiko und Risikominimierung dargelegt sowie ihre Beziehung zueinander erläutert werden. Darüber hinaus werden die vorhandenen Instrumente des Risiko-Managements bezogen auf Risikominimierung in der EU und den USA vorgestellt. Anschließend werden mögliche Maßnahmen der Risikominimierung, die sich aus den vorhandenen Regularien ergeben, vorgestellt und Ansätze zu ihrer Effektivitätsbewertung analysiert und diskutiert. Aufgrund der in der Literatur nur begrenzt vorhandenen Aussagen zu möglichen Bewertungsstrategien von Risikominimierungsmaßnahmen soll zusätzlich auf ausgewählte Beispiele zurückgegriffen werden. Da die europäischen Risk Management Pläne nicht öffentlich zugänglich sind, werden die US-amerikanischen Dokumente der Risk Evaluation and Mitigation Strategies (Risikolinderungsstrategien) als Basis hierfür verwendet. Verschiedene Datenquellen, mögliche Kennzahlen und Methoden der Effektivitätsbewertung sollen schließlich aufgezeigt, analysiert und bezüglich ihrer Eignung bewertet werden. Auf Basis der gegebenen Regularien, vorhandener Literatur und ausgewählter Beispiele wird ein Modell aufgestellt, das einen möglichen Prozess für die Durchführung einer solchen Bewertung aufzeigt und auf die wichtigsten Einflussparameter und Erfolgskriterien hinweist.

Bezüglich des regulatorischen Rahmens orientiert sich die Arbeit an den europäischen und US-amerikanischen gesetzlichen Regelungen. Für Europa wird vor allem auf die Leitlinie Volume 9a Bezug genommen, die zwar nicht den Charakter eines Gesetzes hat, aber allgemein als maßgebend anerkannt ist. Grundlage für die Vorschriften aus US-amerikanischem Recht bilden ebenfalls Leitlinien, die seitens der Food and Drug Administration (FDA) für die pharmazeutische Industrie zur Verfügung gestellt werden.

3. Bedeutung und Instrumente des Risiko-Managements

3.1 Abgrenzung grundlegender Begriffe

Für das Verständnis grundlegender Begriffe im weiteren Verlauf der Arbeit sollen zunächst die Begriffe Risiko bzw. ‚Risk' sowie Risikominimierung bzw. ‚Risk Minimization' und ‚Risk Mitigation' geklärt werden.

3.1.1 Definition Risiko

Im Bereich der Pharmakovigilanz ist keine eindeutige bzw. keine gesetzlich fixierte Definition des Begriffes Risiko zu finden. Um ein grundlegendes Verständnis für den Begriff des Risikos zu erlangen, sollen deshalb Definitionen aus verschiedenen Bereichen herangezogen und auf das Arzneimittelrisiko bzw. den Gegenstand der Pharmakovigilanz angewendet werden. In der vorliegenden Studie wird der englische Begriff ‚Risk' bedeutungsgleich mit dem deutschen Begriff ‚Risiko' verwendet.

Der Duden soll als branchenunabhängige Quelle dienen, um eine erste allgemeine Definition zu erhalten. Hier ist ein Risiko als „möglicher negativer Ausgang bei einer Unternehmung, mit dem Nachteile, Verlust, Schäden verbunden sind"[8] oder als „mit einem Vorhaben, Unternehmen o.Ä. verbundenes Wagnis"[9] beschrieben.

In einem Dokument der International Organization for Standardization (ISO) ist das Risiko definiert als Kombination aus zwei Faktoren. Zum einen sind dies die Eintrittswahrscheinlichkeit eines Ereignisses und zum anderen die daraus resultierenden Konsequenzen.[10]

Im Bereich des Unternehmensmanagements geht der Begriff des Risikos vorrangig mit der Situation der Unsicherheit über zukünftige Entwicklungen einher. Ein Risiko liegt vor, wenn Effekte von Umwelteinflüssen oder dem Handeln im Unternehmen nicht oder nicht spezifisch genug vorhergesagt werden können. Die Ursache dafür kann ein Mangel an Informationen oder aber auch das fehlende Verständnis über zugrundeliegende Zusammenhänge sein.[11]

Die European Medicines Agency (EMA) unterscheidet bei der Definition des Begriffes Risiko zwischen einem identifizierten Risiko und einem potentiellen Risiko. Als identifiziertes Risiko ist ein unerwünschtes Ereignis beschrieben, dessen Zu-

---

[8] Bibliographisches Institut GmbH (2011).

[9] Ebenda.

[10] Vgl. International Organization for Standardization (2009).

[11] Vgl. Rosenkranz, Missler-Behr (2005), S. 20.

sammenhang zu dem betrachteten Arzneimittel wissenschaftlich korrekt nachgewiesen wurde. Ein potentielles Risiko existiert demnach, wenn der Verdacht auf einen Zusammenhang zwischen einem unerwünschten Ereignis und dem jeweiligen Arzneimittel besteht, dieser aber bislang nicht bestätigt ist. [12]
Neben der Definition des Begriffes ist ebenfalls zu beachten, dass die Wahrnehmung und Bewertung eines Risikos einer Vielzahl von Einflussfaktoren unterliegt. Diese ist abhängig von den individuellen kognitiven Verarbeitungsprozessen, der persönlichen Situation und wird darüber hinaus von soziologischen Faktoren beeinflusst. Da die Wahrnehmung des Risikos als Basis dafür gilt, inwieweit dieses Risiko das Verhalten einer Person beeinflusst, ist dieser Faktor für das Risikomanagement und die Risikominimierung im Rahmen der Pharmakovigilanz nicht zu vernachlässigen.[13]
Der Begriff Risiko kann folglich durch die Gefahr eines „mögliche[n] negative[n] Ausgang[s]" charakterisiert werden. Für den Verlauf dieser Arbeit muss die in den Definitionen der EMA herangezogene Ursache-Wirkungs-Beziehung nicht zwangsläufig geklärt sein, das heißt, es kann sich sowohl um ein bereits identifiziertes, d.h. ein bestätigtes Risiko als auch ein potentielles Risiko handeln. Die Dimension der ISO-Definition, die die Komponenten der Eintrittswahrscheinlichkeit und des Auswirkungsgrades berücksichtigt, ist vor allem bei der Einordnung und Priorisierung von Risiken bedeutsam. Hier ist auch die soziologische bzw. psychologische Komponente, die neben der objektiven Definition vor allem die subjektive Wahrnehmung berücksichtigt, einzubeziehen. Letzteres sollte auch bei der Erstellung einer Risikomanagementstrategie und der Wahl von Risikominimierungsmaßnahmen Beachtung finden.

3.1.2 Risikominimierung: Risk Mitigation vs. Risk Minimization

Im englischen Sprachgebrauch sind auf dem Gebiet der Risikominimierung im Wesentlichen zwei Begriffe verbreitet: ‚Risk Mitigation' und ‚Risk Minimization'. Diese werden häufig synonym verwandt. Auch von der Übersetzung in die deutsche Sprache lassen beide Begriffe die Übersetzung mit Risikominimierung bzw. Risikominderung zu. Bei genauerer Betrachtung wird jedoch ersichtlich, dass ‚Mitigation' auch als ‚Milderung' oder ‚Linderung' übersetzt werden kann und beide Begriffe somit einen semantischen Unterschied repräsentieren. Auch in anderen Bereichen, wie beispielsweise dem Projektmanagement, wird zwischen dem Kon-

[12] Vgl. European Medicines Agency (2008), S. 202.
[13] Vgl. Kurzenhäuser, Epp (2009), S. 1141.

zept der ‚Mitigation' und dem Konzept der ‚Minimization' unterschieden. Es gibt Bestrebungen, diese Differenzierung zukünftig auch im Bereich der Arzneimittelsicherheit anzuwenden.[14]

Das Prinzip der ‚Minimization' strebt die Vermeidung eines Risikos an, es versucht demnach die Eintrittswahrscheinlichkeit eines Risikos so weit wie möglich zu reduzieren. Im Gegensatz dazu greift die ‚Risk Mitigation' erst zu dem Zeitpunkt an, zu dem das Risiko bereits eingetreten ist. Die Eintrittswahrscheinlichkeit bleibt von diesem Konzept unbeeinflusst, während das Schadensausmaß bei Eintreten des Risikos reduziert werden soll.[15, 16]

Wenn also das Risiko selbst über die Dimension der Eintrittswahrscheinlichkeit und die Konsequenzen bei Eintreten des Risikos definiert wird, so greifen die beiden vorgestellten Konzepte der Risikominimierung an unterschiedlichen Zeitpunkten an. Adäquate ‚Risk Minimization' vermag es, die Eintrittswahrscheinlichkeit zu reduzieren, während ‚Risk Mitigation' bei erfolgtem Eintreten eines Risikos die negativen Konsequenzen verringert.

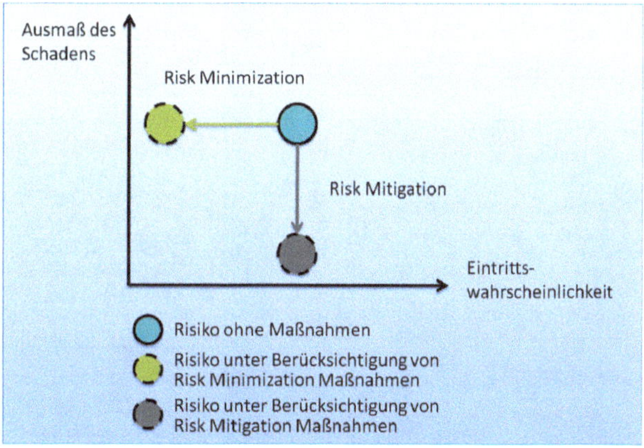

Abbildung 1: Abgrenzung 'Risk Mitigation' und 'Risk Minimization'. Quelle: Eigene Darstellung.

Im Verlauf dieser Arbeit sollen unter dem Begriff der Risikominimierung sowohl die Konzepte der ‚Risk Mitigation' als auch der ‚Risk Minimization' vereint werden, damit beide Dimensionen Berücksichtigung finden.

---

[14] Vgl. Gesprächsprotokoll Heaton (siehe Anhang).

[15] Vgl. Alibhai (2011).

[16] Vgl. Gesprächsprotokoll Heaton (siehe Anhang).

3.2 Notwendigkeit von Risiko-Management

Die Verwendung von Arzneimitteln birgt auf Grund ihrer wirkstoffgebundenen Ambivalenz und den unterschiedlichen individuellen physiologischen Charakteristika stets auch Risiken. In welchem Ausmaß Risiken bei einem Arzneimittel akzeptiert werden, hängt dabei vor allem von seinem erwarteten Nutzen ab. Wird der Nutzen eines Medikamentes als sehr hoch eingeschätzt, wie beispielsweise bei der Bekämpfung einer lebensbedrohlichen Krankheit, ist auch ein damit verbundenes höheres Risiko akzeptabel. Handelt es sich dagegen um ein Medikament mit geringem Nutzen, so liegt auch die Grenze für ein toleriertes Risiko deutlich niedriger.[17] Eine völlige Abwesenheit von Risiken ist in beiden Fällen illusorisch. Umso wichtiger ist es daher, Risiken adäquat zu adressieren, um eventuelle schädliche Arzneimittelwirkungen so gering wie möglich zu halten.[18] Wie bereits einleitend beschrieben, sind klinische Prüfungen nur bedingt geeignet, um das komplette Sicherheits- bzw. Risikoprofil eines Arzneimittels zu ermitteln. Die veränderten Rahmenbedingungen nach Marktzulassung, d.h. die Anwendung des Arzneimittels unter nunmehr nicht kontrollierten Bedingungen, erfordern ein intensives Risikomanagement (vgl. Abb. 2).

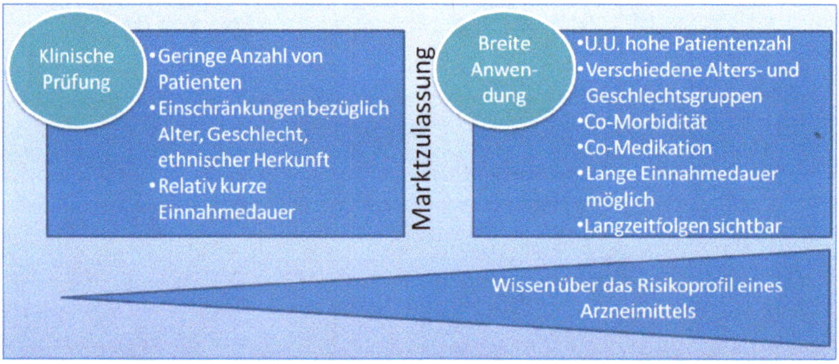

Abbildung 2: Unterschiedliche Bedingungen während klinischer Prüfungen und nach Marktzulassung. Quelle: Eigene Darstellung in Anlehnung an European Medicines Agency (2008), S. 36.

Die Gesamtheit von Aktivitäten und Interventionen zur Identifikation, Charakterisierung, Vorbeugung und Minimierung von Risiken wird als Risiko-Management-System bezeichnet. Ziel des Risiko-Management-Systems ist es, ein möglichst ausgewogenes Risiko-Nutzen-Verhältnis für ein Arzneimittel sicherzustellen. Dabei soll der Nutzen gegenüber den Risiken so stark wie möglich überwiegen, sowohl

[17] Vgl. Breckenridge (2003), S. 145.

[18] Vgl. Medicines and Healthcare products Regulatory Agency (2009), S. 85.

für den einzelnen Patienten als auch bei epidemiologischer Betrachtung sowie im ökonomischen Sinne für das Gesundheitssystem. Das Risiko-Management-System konzentriert sich bei der Erreichung dieses Ziels auf die Minimierung der Risiken. Ungeachtet dessen sollte auch die Erhöhung des Nutzens einer Arzneimittelanwendung als Beitrag zum Risiko-Nutzen-Verhältnis beachtet werden.[19]

Das Hauptaugenmerk des Risiko-Management-Prozesses liegt in der fortlaufenden Analyse des Risiko-Nutzen-Profils während des gesamten Lebenszyklus eines Arzneimittels.[20]

3.3 Instrumente für das Risiko-Management

Prinzipiell ist es Ziel des Risiko-Managements, das Risiko-Nutzen-Profil eines Arzneimittels auf Basis umfangreicher und detaillierter Informationen fortwährend zu beobachten und zu untersuchen sowie erkannte Risiken möglichst zu vermeiden.[21]

In den Ländern der EU dient der Risk Management Plan (RMP) vorrangig als Instrument, um das Risiko-Management-System zu dokumentieren und gegenüber den Behörden darzustellen.[22]

Im Rahmen der EU-Regularien verfolgt der RMP darüber hinaus das Ziel, zunächst zu spezifizieren, welche Informationen über das Sicherheitsprofil eines Arzneimittels zum Zeitpunkt der Marktzulassung bekannt sind und welche Unsicherheiten oder Anwendungsrisiken vorliegen. Des Weiteren soll anhand eines Plans dargestellt werden, durch welche Maßnahmen das Wissen über das Sicherheitsprofil nach Marktzulassung erweitert wird. Sofern bekannte Risiken Maßnahmen zur Risikominimierung erfordern, sollen diese Maßnahmen sowie Methoden zur Effektivitätsmessung definiert werden.[23]

Der RMP dient dem Hersteller als Instrument, um gegenüber den wichtigsten Interessensgruppen – der Öffentlichkeit und den Behörden – zu vermitteln, durch welche Maßnahmen das latente Risiko eines Produktes gegenüber der öffentlichen Gesundheit so gering wie möglich gehalten wird.[24] Der RMP soll dabei als alleinstehendes Dokument dienen und zwischen dem Hersteller und den Behörden ab-

---

[19] Vgl. European Medicines Agency (2008), S. 38.

[20] Vgl. Tsintis, La Mache (2004), S. 515.

[21] Vgl. ebenda, S. 515.

[22] Vgl. Medicines and Healthcare products Regulatory Agency (2009), S. 85.

[23] Vgl. ebenda, S. 85f.

[24] Vgl. ebenda, S. 89.

gestimmt werden. [25] Zwar ist ein RMP als solches der breiten Öffentlichkeit nicht zugänglich, das Wissen um die Existenz dieses Instrumentes dient aber dazu, das Vertrauen in die Sicherheit von Arzneimitteln zu stärken.

In den USA können die Risk Evaluation and Mitigation Strategies (REMS) als Gegenstück zum ‚Risk Minimisation Plan' gesehen werden. Seit dem ‚Food and Administration Amendments Act of 2007' (FDAAA) ist die FDA dazu berechtigt, eine REMS im Rahmen der Zulassung verpflichtend zu verlangen, wenn sie diese als notwendig erachtet.[26] REMS dienen als vorrangiges Instrument, um Risiko-Management und damit das proaktive Element der Pharmakovigilanz umzusetzen und können damit als Nachfolger der ‚Risk Minimization Action Plans' (RiskMAP) gesehen werden.[27, 28] Die aktuelle Leitlinie der FDA zu den REMS befindet sich noch im Entwurfsstatus. Da sie die einzige Leitlinie mit Vorgaben zu REMS darstellt und auch auf der FDA-Website als aktuelles Dokument referenziert wird, soll sie dennoch als Grundlage für diese Analyse dienen.[29]

Ziel dieser Strategien und Dokumente ist auch hier die Sicherstellung eines positiven Risiko-Nutzen-Verhältnisses. Des Weiteren wird durch die Entwicklung einer REMS angestrebt, die Auswahl der geeigneten Patientenpopulation sowie die Vermeidung von Missbrauch und Fehlgebrauch zu gewährleisten. Die in dieser Form dokumentierte Strategie soll, ebenso wie bei dem EU-RMP, das Verständnis über ein Arzneimittel und seine Risiken bei Patienten sowie Angehörigen der Heilberufe erhöhen und zu einer sicheren und angemessenen Anwendung führen.[30]

In den folgenden Abschnitten soll die Struktur der beiden bereits vorhandenen regulatorischen Dokumente vorgestellt werden.

3.3.1 Struktur des EU-Risk Management Plans

Der EU-RMP besteht aus zwei Teilen. Der erste Teil (Part I) enthält dabei die ‚Safety Specification' und den ‚Pharmacovigilance Plan', während der zweite Teil (Part II) sich auf die Bewertung der Notwendigkeit von Risikominimierungsmaßnamen und, falls als notwendig erachtet, den ‚Risk Minimisation Plan' bezieht.[31]

---

[25] Vgl. Medicines and Healthcare products Regulatory Agency (2009), S. 87.

[26] Vgl. U.S. Department of Health and Human Services et al. (2009), S. 2.

[27] Vgl. Reinke (2011), S. 8.

[28] Vgl. Sakai, Van Doren (2010), S. 19.

[29] Vgl. U.S. Food and Drug Administration (2011), 1.

[30] Vgl. Craig (2010), S. 145f.

[31] Vgl. European Medicines Agency (2008), S. 38.

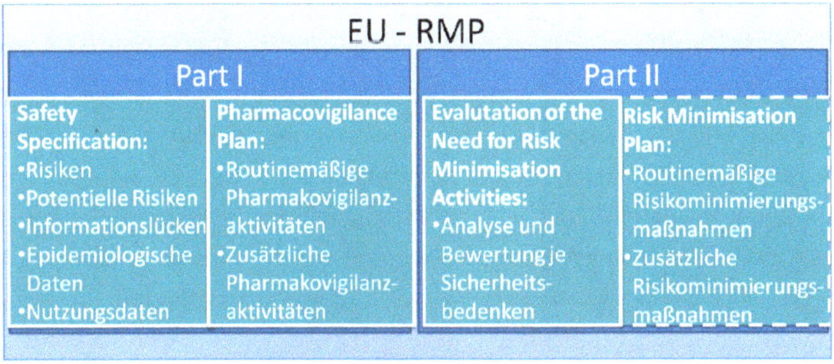

Abbildung 3: Struktur des EU-RMP.
Quelle: Eigene Darstellung.

Die ‚Safety Specification' ist eine Zusammenfassung des Sicherheitsprofils eines Arzneimittels. Sie soll alle wichtigen bekannten sowie potentiellen Risiken zusammenfassen und darüber hinaus auf fehlende Informationen bezüglich des Sicherheitsprofils eines Arzneimittels hinweisen. [32] Diese Zusammenfassung stellt das Profil zu einem bestimmten Zeitpunkt eines Medikamentes dar und kann sich während des Lebenszyklus verändern.[33] Sie soll Aufschluss darüber geben, welche Patientenpopulationen von potentiellen Risiken in besonderem Maße betroffen sind. Je nach Art des Produktes und dem Zulassungsstatus des Arzneimittels kann dieser Abschnitt mehr oder weniger umfangreich ausfallen und verschiedene Informationen enthalten. Volume 9a schlägt eine Unterteilung in einen nicht-klinischen und einen klinischen Abschnitt vor. Im ersten Teil werden nicht-klinische Sicherheitsbedenken diskutiert, die sich beispielsweise auf die Toxizität, die Pharmakologie oder mögliche Interaktionen beziehen, die durch klinische Daten nicht oder nicht ausreichend untersucht oder belegt sind. Im klinischen Teil sollen zunächst mögliche Einschränkungen, die sich aus den Einträgen der UAW-Datenbank ableiten, diskutiert werden, die gleichzeitig Auswirkungen auf die Vorhersagbarkeit des Sicherheitsprofils haben. Neben den Daten zur Exposition des Medikamentes vor und nach der Marktzulassung beinhaltet dieser Abschnitt Informationen zu Risiken, die durch die Art der Anwendung, z. B. Missbrauch, Fehlgebrauch oder Off-Label-Use, entstehen können. Auch Populationen, die in den Studien vor der Marktzulassung nicht oder kaum in Zusammenhang mit dem Arzneimittel untersucht wurden, und denkbare Auswirkungen auf mögliche Ein- oder Ausschlusskriterien werden in diesem Abschnitt erörtert. Identifizierte oder

[32] Vgl. European Medicines Agency (2008), S. 40.
[33] Vgl. ebenda, S. 38.

potentielle Risiken, die sich aus den UAW-Meldungen ergeben, sollen ebenfalls diskutiert und möglichst genau zu den geschätzten Expositionsdaten in ein Verhältnis gesetzt werden. Darüber hinaus gilt es, bekannte Interaktionen mit anderen Arzneimitteln und Lebensmitteln, ihren Entstehungsmechanismus sowie ihren Einfluss auf das Risiko-Nutzen-Profil in den verschiedenen Patientenpopulationen zu beschreiben. Epidemiologische Daten bezüglich der Indikation, der Zielgruppe und deren Besonderheiten gehören ebenso wie Informationen zu Risiken, die innerhalb der jeweiligen pharmakologischen Klasse verbreitet sind, in die ‚Safety Specification'.[34, 35] Damit bildet die ‚Safety Specification' die Grundlage für die Erstellung des ‚Pharmacovigilance Plan' und für die Entscheidung, ob die Durchführung von Risikominimierungsmaßnahmen nötig ist.[36]
Mit Hilfe des ‚Pharmacovigilance Plan' werden schließlich Maßnahmen vorgeschlagen, um die in der ‚Safety Specification' ausgewiesenen Risiken, potentiellen Risiken oder Informationslücken zu adressieren. Bei der Entscheidung, ob neben den Routinemaßnahmen weitere Pharmakovigilanzaktivitäten, z. B. epidemiologische Studien, nötig sind, ist eine enge Zusammenarbeit mit den Behörden essentiell. Gibt es keine besonderen Sicherheitsbedenken in Form von Risiken oder Wissenslücken, sind die routinemäßigen Pharmakovigilanzaktivitäten ausreichend. Bestehen jedoch Sicherheitsbedenken und erscheinen die routinemäßigen Aktivitäten als unzureichend, sollte die Durchführung weiterer Aktivitäten, die über die Routine-Pharmakovigilanz hinausgehen, in Erwägung gezogen werden.[37] Abhängig von der Art der Sicherheitsbedenken können die zusätzlichen Pharmakovigilanzaktivitäten verschiedene Ziele verfolgen. Bei fehlenden Informationen gilt es, die Wissenslücke zu schließen, während es bei Risiken oder potentiellen Risiken zunächst um die Klassifizierung des Risikos, die Auftretenswahrscheinlichkeit in verschiedenen Populationen sowie die Identifikation von eventuellen zugrundeliegenden Risikofaktoren geht. Der Abschnitt des ‚Pharmacovigilance Plan' schließt mit einem Plan ab, der alle geplanten Maßnahmen bezüglich der verschiedenen Sicherheitsbedenken aufführt. Dieser enthält die Art, das Ziel und die Begründung für die Wahl der Maßnahme sowie Angaben zur Beobachtung der Sicherheitsbedenken und die Bewertung der ergriffenen Maßnahmen.[38]

---

[34] Vgl. Medicines and Healthcare products Regulatory Agency (2009), S. 86.
[35] Vgl. European Medicines Agency (2008), S. 41ff.
[36] Vgl. ebenda, S. 40.
[37] Vgl. ebenda, S. 45.
[38] Vgl. ebenda, S. 45f.

Der zweite Teil des EU-RMP beginnt mit der Bewertung, ob Bedarf an Risikominimierungsmaßnahmen besteht. Dies sollte für jedes vorab erwartete (potentielle) Risiko sowie alle Sicherheitsbedenken, die sich aus Mangel an Informationen ergeben, geschehen. Die sich daraus ableitende Bewertung kann einerseits zu der Erkenntnis führen, dass routinemäßige Risikominimierungsmaßnahmen ausreichend sind, um dem potentiellen Risiko angemessen zu begegnen. In diesem Fall sollte diese Erkenntnis in diesem Abschnitt erläutert und so weit wie möglich belegt bzw. begründet werden. Das Potential für Anwendungsfehler sowie Möglichkeiten, diese zu vermeiden, sollten ebenfalls in diesem Abschnitt diskutiert werden. Für Sicherheitsbedenken, deren Bewertung die Notwendigkeit weiterer spezifischer Risikominimierungsaktivitäten ergeben hat, müssen diese im folgenden ‚Risk Minimisation Plan' beschrieben werden. Die Bewertung der Notwendigkeit weiterführender Risikominimierungsmaßnahmen sollte wiederholt werden, sobald die ‚Safety Specification' aufgrund neuer Erkenntnisse angepasst wird. Wenn ein ‚Risk Minimisation Plan' im Rahmen des EU-RMP eingereicht wird, so muss dieser sowohl die routinemäßigen als auch die zusätzlichen Maßnahmen beinhalten. Hierin wird detailliert beschrieben, durch welche Maßnahmen ein vorher erkennbares Sicherheitsbedenken adressiert und das dadurch entstehende Risiko minimiert wird. Weiterhin sind Angaben darüber, wie die Effektivität der ergriffenen Maßnahmen gemessen wird, Bestandteil eines jeden ‚Risk Minimisation Plans'. [39]

3.3.2 Struktur der REMS

Im Gegensatz zu dem europäischen Konzept des RMP konzentrieren sich die REMS der FDA stärker auf den Teil der Risikominimierung und sind daher vorrangig mit dem PART II des EU-RMP vergleichbar.[40]

Das Dokument für die Strategie der Risikominimierung in Form der REMS ist im Wesentlichen in das REMS-Dokument selbst, sowie ein zusätzliches unterstützendes Dokument, dem ‚Supporting Document', gegliedert.[41]

---

[39] Vgl. European Medicines Agency (2008), S. 47f.

[40] Vgl. Tsintis, La Mache (2004), S. 515.

[41] Vgl. U.S. Department of Health and Human Services et al. (2009), S. 7ff.

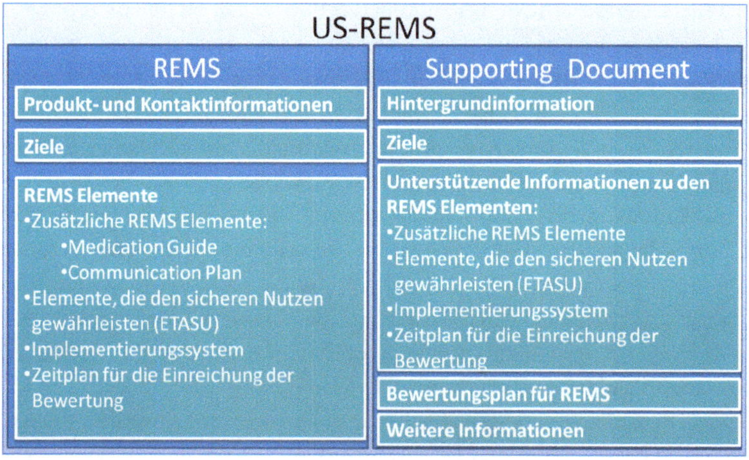

Abbildung 4: Struktur des REMS.
Quelle: Eigene Darstellung.

In dem REMS-Dokument werden vorab grundlegende Angaben zu dem jeweiligen Arzneimittel festgehalten, z. B. Dosierung, Zulassungsnummer, Stoffklasse, sowie Informationen zum Lizenzinhaber und Kontaktinformationen innerhalb des Unternehmens zu den Zuständigen für die Erstellung und Umsetzung von REMS.[42]
In dem zweiten Gliederungspunkt finden sich die Ziele der dargelegten Strategie. Diese dienen später als Maß zur Bewertung der Risikominimierungsstrategie und können sich auf das Verständnis beim Patienten, Arzt oder Apotheker, auf die Verhaltensbeeinflussung und schließlich auf die Minimierung von UAW beziehen. Obwohl die Tatsache, dass ein solches Ziel voraussichtlich nicht für die Gesamtheit aller Patienten zu erreichen ist, bekannt ist, soll mit seiner Hilfe der angestrebte Idealzustand so weit wie möglich erreicht werden.[43]
Die eigentlichen Elemente der Risikominimierung finden sich im REMS Dokument unter dem dritten Gliederungspunkt ‚Additional Potential REMS Elements' sowie im vierten Abschnitt ‚Elements to Assure Safe Use' (ETASU). Die Bezeichnung der REMS suggeriert zunächst, dass sich die Strategien bezüglich der Risikominimierung auf ‚Mitigation'-Maßnahmen beschränken. Die Leitlinien sowie die von der FDA zur Verfügung gestellten Vorlagen für das REMS Dokument lassen jedoch erkennen, dass die Strategie sowohl Maßnahmen zur Minimierung der Ein-

---

[42] Vgl. U.S. Department of Health and Human Services et al. (2009), S. 9.
[43] Vgl., ebenda S. 9.

trittswahrscheinlichkeit als auch Maßnahmen zur Reduzierung des Schadensausmaßes adressieren kann. Als mögliche Elemente der REMS werden von der FDA im dritten Abschnitt zweckmäßige kommunikative Maßnahmen vorgeschlagen, ein ‚Medication Guide' bzw. die Packungsbeilage sowie ein Kommunikationsplan. Die beiden erstgenannten Instrumente dienen vor allem dazu, den Patienten über potentielle Risiken zu informieren und seine Aufmerksamkeit zu erhöhen. Der Kommunikationsplan hingegen richtet sich an die Angehörigen der Heilberufe und kann Elemente, wie die Bereitstellung von Informationen über Teile der REMS, die Verbreitung von Informationen über Fachgesellschaften und Verbände, oder auch ‚Direct Healthcare Professional Communication' (DHPC), d.h. Briefe des Herstellers, die sich direkt an die Angehörigen der Heilberufe richten, beinhalten.[44]

Die im vierten Gliederungspunkt des REMS aufgeführten Elemente der Strategie beziehen sich auf Produkte mit einem hohen Risiko, die aufgrund ihres Risikoprofils ohne gesonderte Maßnahmen für die Patienten nicht zur Verfügung stehen könnten. Sie finden Anwendung für Arzneimittel, bei denen andere Elemente, so wie sie im dritten Abschnitt des REMS aufgeführt sind, nicht oder nicht ausreichend zur Risikominimierung beitragen können. Ohne Adressierung des Risikos durch Instrumente zur Gewährleistung der Arzneimittelsicherheit (ETASU) würden diese Arzneimittel nicht zugelassen bzw. vom Markt genommen. Zu diesen Elementen gehören beispielsweise die eingeschränkte Verschreibung und Abgabe ausschließlich über zertifizierte Ärzte und Apotheker sowie Patientenregister.[45]

Für REMS, die solche ETASU-Instrumente enthalten, muss ebenfalls das Implementierungssystem in das REMS-Dokument aufgenommen werden. In dem fünften Abschnitt wird deshalb beschrieben, wie die Implementierung überwacht und bewertet wird, sodass gegebenenfalls Maßnahmen ergriffen werden können, die die Umsetzung optimieren.[46] Alle Elemente, die als Risikomaßnahmen in der REMS aufgeführt werden, wie beispielsweise der ‚Medication Guide' oder Patientenvereinbarungen, sind dem REMS-Dokument beizufügen und der Behörde zur Verfügung zu stellen.[47]

---

[44] Vgl. U.S. Department of Health and Human Services et al. (2009), S. 10f.

[45] Vgl. ebenda, S. 11ff.

[46] Vgl. ebenda, S. 14.

[47] Vgl. ebenda, S. 8.

Pflichtelement eines jeden REMS ist schließlich ein Zeitplan, der Angaben darüber enthält, zu welchem Zeitpunkt Effektivitätsbewertungen der dargelegten Strategie bei der FDA eingereicht werden und welche Zeiträume diese abdecken.[48]
Zusätzlich zu dem eigentlichen REMS-Dokument dient ein weiteres unterstützendes Dokument, das ‚Supporting Document' dazu, Hintergründe zur Notwendigkeit der REMS, Erklärungen und Entscheidungsgrundlagen für die gewählte Strategie sowie weitere Details aufzuzeigen. Es beinhaltet zudem die Rechtfertigung bzw. Begründung zu den im REMS-Dokument enthaltenen Elementen und soll deren Zweckmäßigkeit sowie ihren Beitrag zu einem positiven Nutzen-Risiko-Verhältnis darstellen. Darüber hinaus ist der Plan zur Bewertung der gewählten Strategie beizufügen. Diese Bewertung trifft Aussagen darüber, wie erfolgreich die Strategie zur Erreichung der Ziele ist sowie ob und in welcher Form Anpassungen der Strategie notwendig sind.[49]

[48] Vgl. U.S. Department of Health and Human Services et al. (2009), S. 15.
[49] Vgl. ebenda, S. 16ff.

4. Risikominimierungsmaßnahmen

4.1 Ziele der Risikominimierung

Alle Aktivitäten im Rahmen des Risiko-Managements und insbesondere die Aktivitäten zur Risikominimierung sollen die stoffgebundene potentielle Gefahr, die von einem Arzneimittel für den individuellen Patienten und die allgemeine Bevölkerung ausgehen kann, so weit wie möglich minimieren.[50] Da kein Arzneimittel völlig frei von Risiken ist, sollen Maßnahmen der Risikominimierung dazu beitragen, ein positives Nutzen-Risiko-Verhältnis zu erhalten bzw. zu verbessern.[51] Dabei soll zum einen durch geeignete Maßnahmen das Auftreten von vermeidbaren UAW minimiert und zum anderen durch frühzeitige Erkennung von UAW langfristige Schäden vermieden werden. Der Arzneimittelhersteller ist folglich verpflichtet, die sichere Anwendung des Medikamentes durch geeignete Maßnahmen zu unterstützen und wenn möglich zu gewährleisten.[52]

Ist ein Risiko identifiziert, definiert und als vermeidbar eingestuft, ist die Risikominimierung im Rahmen des Risiko-Managements das Instrument, um die tatsächliche Vermeidung des Risikos in der Nutzung des Arzneimittels zu gewährleisten.[53] Konkret können Risiken in einer UAW des Arzneimittels selbst, in der Ausprägung schädlicher UAW in Kombination mit anderen Arzneimitteln, also der Interaktion, in der Gefahr des Fehlgebrauchs, des Missbrauchs oder der Überdosierung liegen.

Da Arzneimittel, die eine Marktzulassung erhalten, nachgewiesenermaßen einen Nutzen mit sich bringen, strebt die Risikominimierung an, durch den Erhalt eines positiven Nutzen-Risiko-Verhältnisses das ultimative Mittel der Marktrücknahme zu verhindern.[54]

Das konkrete Ziel der Minimierung von UAW inklusive Anwendungsfehlern und Missbrauch lässt sich durch viele Meilensteine, die in Form von Zwischenzielen fungieren, erreichen. Hierzu zählen die Identifikation von Risikofaktoren und ihre Vermeidung, das Identifizieren der für die Arzneimittelanwendung geeigneten Patientenpopulationen sowie das effektive Kommunizieren über Risiken und damit die Erhöhung des Verständnisses und der Wachsamkeit seitens der Patienten und

---

[50] Vgl. Moseley (2004), S. 506.

[51] Vgl. Uhl, Honig (2001), S. 205.

[52] Vgl. European Medicines Agency (2008), S. 108.

[53] Vgl. Goldman (2004), S. 521.

[54] Vgl. Frau et al. (2010), S. 789.

der Ärzte.[55, 56] Das Ziel der Risikominimierung ist es also vorrangig, den Patienten vor möglichen Schäden zu schützen. Damit einhergehend bewahrt es neben dem Patienten auch den Arzneimittelhersteller, den Arzt und die Behörden vor Schäden, welche eine zwangsläufige Konsequenz eines geschädigten Patienten sind.[57]

4.2 Arten der Risikominimierung

Wie in Volume 9a beschrieben, ist es häufig sinnvoll, verschiedene Risikominimierungsaktivitäten zu kombinieren um einen bestmöglichen Erfolg zu erzielen. Eine klare Empfehlung, unter welchen Umständen, welche Art von Maßnahmen ergriffen werden sollten, gibt es nicht. Jedes Risiko bedarf einer individuellen Beurteilung um schließlich die geeigneten Mittel zur Minimierung des jeweiligen Risikos zu identifizieren.[58]

4.2.1 Dimensionen und Einflussfaktoren bei der Risikominimierung

Welche Maßnahmen zur Risikominimierung zweckmäßig sind, hängt unter anderem von der Art des Arzneimittels, der Population, bei der das Arzneimittel Anwendung findet, der Indikation und der Verfügbarkeit von alternativen Behandlungsmethoden ab.[59] Um geeignete Maßnahmen der Risikominimierung zu bestimmen, ist darüber hinaus die Berücksichtigung des Risikos selbst unabdingbar. So können sich beispielsweise bei einem Risiko von Interaktionen andere Maßnahmen als zielführend erweisen als bei dem Risiko der Arzneimittelfälschung oder eines hohen Potentials für Missbrauch.[60]

Eine sinnvolle Risikominimierungsmaßnahme zeichnet sich neben ihrer Effektivität vor allem durch ihre Praktikabilität im Alltag aus. Ebenso ist bei der Wahl einer Aktivität zu berücksichtigen, inwiefern durch die Verminderung des Risikos auch der Nutzen des Arzneimittels beeinträchtigt wird. In diesem Fall empfiehlt es sich, die Beeinflussung von Risiko und Nutzen gegenüberzustellen und die Zweckmäßigkeit der Maßnahme unter Berücksichtigung beider Größen neu zu bewerten.[61]

---

55 Vgl. Bush et al. (2005), S. 12.

56 Vgl. European Medicines Agency (2008), S. 48ff.

57 Vgl. Vogt (2002), S. 316.

58 Vgl. Vgl. European Medicines Agency (2008), S. 48.

59 Vgl. Bush et al. (2005), S. 28.

60 Vgl. Goldman (2004), S. 521.

61 Vgl. European Medicines Agency (2008), S. 108.

Volume 9a unterscheidet bei Risikominimierungsmaßnahmen solche, die durch reine Information eine Verminderung des Risikos anstreben, von denjenigen, die mittels einer Zugangskontrolle für das Arzneimittel das Ziel der Risikominimierung verfolgen (vgl. Abb. 5).[62] Dies entspricht auch der Einteilung der FDA in ihrer Leitlinie zum REMS in die kommunikativen Maßnahmen, den ‚Medication Guide' und den ‚Communication Plan' sowie die ETASU.[63]
Eine weitere Dimension für die Einteilung der Risikominimierungsmaßnahmen ist der Ansatzpunkt der Maßnahme. Während einige Aktivitäten sich auf die Phase vor der Therapie beziehen, gibt es andere, die die Risiken während der Therapie minimieren sollen und wiederum weitere Maßnahmen, die als generelle Anleitung für eine möglichst sichere Anwendung dienen.[64] Letztere können sich sowohl auf den Zeitpunkt vor als auch während der Therapie beziehen. In Abhängigkeit von der Zielgruppe, die die Risikominimierungsmaßnahme anspricht, lässt sich eine dritte Dimension aufzeigen. Während einige Maßnahmen die Verfügbarkeit und Nutzung des Arzneimittels im Allgemeinen beeinflussen, gibt es wiederum andere, die sich klar an Patienten, Ärzte oder Apotheker richten.[65] Strukturiert man Risikominimierungsaktivitäten nach diesen drei Dimension, wird deutlich wie groß die Vielfalt an möglichen Maßnahmen ist.

---

62 Vgl. European Medicines Agency (2008), S. 52.

63 Vgl. U.S. Department of Health and Human Services et al. (2009), S. 10ff.

64 Vgl. Callréus (2008), S. 738.

65 Vgl. European Medicines Agency (2008), S. 52ff.

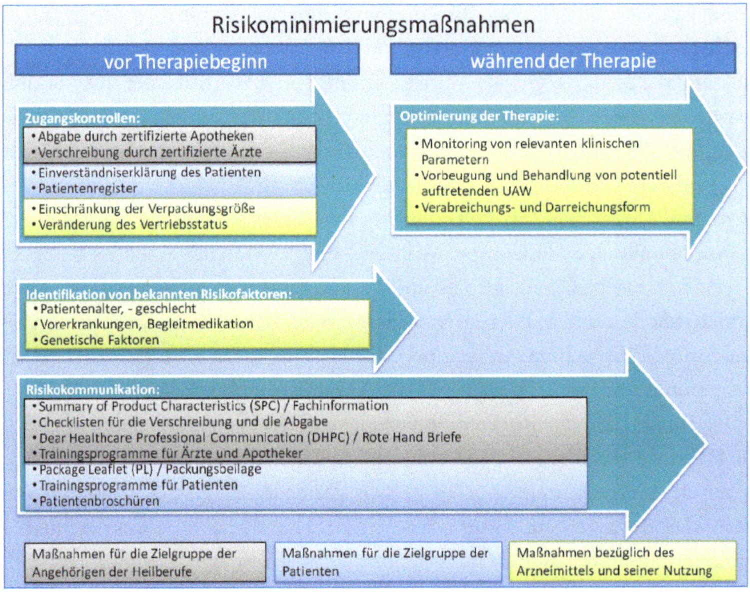

Abbildung 5: Dimensionen der Risikominimierungsaktivitäten.
Quelle: Eigene Darstellung in Anlehnung an European Medicines Agency (2008), S. 52ff und Callréus (2008), S. 738.

Dabei können sich die aufgeführten Risikominimierungsmaßnahmen sowohl auf den Bereich der ‚Risk Minimization' als auch der ‚Risk Mitigation' beziehen. So kann beispielsweise ein Kommunikationsmaterial Informationen darüber enthalten, wie das Eintreten eines Risikos zu vermeiden ist, aber auch, was im Falle des Eintritts zu tun ist, um den Schaden zu begrenzen. Ebenso können Risikominimierungsprogramme, die eine enge Beobachtung sowie die Registrierung von Patienten erfordern, dazu beitragen, dass Risikofaktoren im Voraus erkannt und ausgeschlossen werden. Sie können zusätzlich dafür sorgen, dass ein eingetretenes Risiko schnellstmöglich erkannt und der Patient bestmöglich versorgt wird. In den folgenden Kapiteln soll der Fokus deshalb vor allem auf Risikominimierung durch Kommunikation sowie Risikominimierung durch Zugangskontrolle liegen.

4.2.2 Risikominimierung durch Kommunikation

Sobald Risiken und Wege der Risikominimierung identifiziert worden sind, sollten diese an die Angehörigen der Heilberufe und gegebenenfalls an die Patienten kommuniziert werden.[66] Das Grundprinzip der Kommunikation erfordert, dass die richtige Botschaft zur richtigen Zeit an den richtigen Adressaten übermittelt wird.[67]

Mit Hilfe der Kommunikation wird vor allem angestrebt, das Verständnis über vorhandene Risiken bei den Zielgruppen zu erhöhen und zu verdeutlichen, wie durch das eigene Verhalten, z. B. das Verordnungsverhalten des Arztes und das Anwendungsverhalten des Patienten, Risiken entsprechend minimiert werden können.[68] Neben der Vermittlung von Wissen über das Risiko selbst steht folglich der Wissenstransfer zu möglichen Maßnahmen der Risikominimierung im Vordergrund. Des Weiteren soll darüber informiert werden, wie UAW frühzeitig erkannt und adäquat behandelt werden können. Das Ziel ist es schließlich, das Wissen der Patienten und der Angehörigen der Heilberufe sowie deren Aufmerksamkeit bezüglich der Risiken zu erhöhen.[69]

Als Mittel zur Verbreitung von Informationen stehen zunächst die regulatorischen Dokumente der ‚Summary of Product Characteristics' (SPC) und der Packungsbeilage (‚Package Leaflet' – PL) zur Verfügung. Diese Dokumente enthalten Informationen zur korrekten Anwendung, Indikationen und Kontraindikationen sowie wichtige Hinweise zu UAW. Durch die starke Regulation von Form und Inhalt dieser Dokumente, ist ihr Nutzen für das Ziel der Risikominimierung allerdings begrenzt. Zusätzliche Informationsmaterialen oder Informationsprogramme über die SPC und die Packungsbeilage hinaus können helfen, die Angehörigen der Heilberufe, die Patienten und die breite Öffentlichkeit zu informieren und bezüglich der Risiken eines Arzneimittels zu schulen.[70] Dazu zählen Briefe, die sich an die Angehörigen der Heilberufe richten und über eine veränderte Risikosituation aufklären. In Deutschland ist diese Kommunikation als Rote-Hand-Brief geläufig, international als „Direct Healthcare Professional Communications"[71] (DHPC) bekannt. Als weitere Mittel lassen sich Leitfäden verwenden, die Anleitungen zur Verschreibung eines Arzneimittels für Ärzte oder Anleitungen für die Abgabe von Medikamenten für Apotheker enthalten. Ebenso können mit Hilfe von Prüflisten genaue Anweisungen gegeben werden, welche Parameter vor Verschreiben oder Abgaben eines Medikamentes zu prüfen sind. Patientenbroschüren können helfen,

---

[66] Vgl. European Medicines Agency (2008), S. 188.
[67] Vgl. ebenda, S. 188.
[68] Vgl. Bush et al. (2005), S. 11.
[69] Vgl. European Medicines Agency (2008), S. 52.
[70] Vgl. Moseley (2004), S. 506.
[71] Vgl. European Medicines Agency (2008), S. 52.

das Verständnis des Patienten zu erhöhen. Für alle Zielgruppen sind Trainingsprogramme denkbar, die die Informationen unter Umständen eindringlicher vermitteln, als es durch schriftliche Kommunikation möglich ist.[72] Erinnerungssysteme können unterstützend wirken, um ein dauerhaftes Verständnis und langfristige Aufmerksamkeit hinsichtlich der Risiken sicherzustellen.[73]
Als Mittel der Kommunikation sind auch Medien wie die Tages- und Fachpresse zu erwähnen. Beobachtet man die Entwicklung von UAW-Meldung vor und nach Veröffentlichungen über arzneimittelbezogene Probleme bzw. UAW, so lässt sich eine Beeinflussung der Anzahl von UAW-Meldungen erkennen.[74] Dies lässt darauf schließen, dass solche Medien durchaus geeignet sind, um Informationen an den Patienten, Arzt oder Apotheker heranzutragen und diese die Zielgruppe erreichen. Gleichzeitig ist ein sehr sorgfältiger Umgang mit Veröffentlichungen erforderlich, um ungewünschte Reaktionen der Patienten und Ärzte, wie beispielsweise einen plötzlichen Therapieabbruch, zu vermeiden.

4.2.3 Risikominimierung durch Zugangskontrolle

Als Alternative oder Ergänzung zu den Maßnahmen aus dem Bereich der Kommunikation stehen Instrumente zur Verfügung, die den Zugang zu einem Arzneimittel einschränken. Diese können sich, ähnlich wie die Kommunikation, an verschiedene Zielgruppen richten. So kann entweder reguliert werden, wer befähigt ist, das Arzneimittel zu verschreiben, wem es erlaubt ist, das Arzneimittel an den Patienten abzugeben oder welche Patienten sich dazu qualifizieren, das Arzneimittel zu erhalten. Darüber hinaus gibt es Maßnahmen, die die Verfügbarkeit des Medikamentes im Allgemeinen zum Gegenstand haben. Letzteres bezieht sich vor allem auf den Vertriebsstatus des Arzneimittels. Die wichtigste risikominimierende Maßnahme hierbei besteht darin, ein bislang rezeptfreies oder ein neu zugelassenes Arzneimittel der Verschreibungspflicht zu unterstellen. Ist dies allein nicht ausreichend, können weitere Schritte darin bestehen, das Arzneimittel nur in Krankenhäusern zugänglich zu machen, eine vorangehende Diagnose aus einem Krankenhaus zu fordern oder eine Überwachung durch einen Spezialisten verpflichtend festzulegen. Ebenso auf das Arzneimittel bezogen ist eine Beschränkung der verfügbaren Packungsgröße hinsichtlich ihrer Inhaltsmenge möglich. Dies führt zwangsläufig zu regelmäßigen Arztbesuchen um eine geregelte Versorgung mit ge-

[72] Vgl. European Medicines Agency (2008), S. 52.
[73] Vgl. Callréus (2008), S. 738.
[74] Vgl. Garbe, Suissa (2005), S. 1231.

gebenenfalls notwendigem Monitoring sicherzustellen. Solche Maßnahmen sind vor allem bei Arzneimitteln sinnvoll, von denen eine hohe Gefahr durch Missbrauch oder Fehlgebrauch ausgeht oder die durch regelmäßige Tests und Untersuchungen begleitet werden müssen. [75]

Ebenfalls am Punkt der Verschreibung setzen Maßnahmen an, die eine spezielle Qualifikation des Arztes voraussetzen. Dies kann zum einen ein Training oder eine Zertifizierung sein, zum anderen aber auch ein gewisses Maß an Erfahrung oder ein spezielles Wissen, welches den Arzt für die verantwortungsvolle Verschreibung des Arzneimittels qualifiziert. Auf diese Weise soll sichergestellt werden, dass der Arzt den Bedarf für das Arzneimittel medizinisch korrekt diagnostizieren kann, dessen Risiko-Nutzen-Profil kennt und im Fall von auftretenden UAW adäquat eingreifen kann.[76]

Neben der Begrenzung der verschreibungsfähigen Ärzte können Einschränkungen in dem Bereich der abgebenden Apotheken vorgenommen werden. Ebenso wie bei den Ärzten, besteht das Ziel darin, Apotheker spezifisch und genau zu informieren sowie zu trainieren, damit diese bei der Information und Aufklärung des Patienten als weiterer Kommunikator genutzt werden können.[77] Dies ist jedoch eine in Deutschland bisher nicht geübte Praxis, da sich die Apotheken hinsichtlich Ihrer Qualifikation nicht voneinander unterscheiden, es sei den man legt eine Zertifizierung für bestimmte Dienstleistungen fest.

Wie bereits eingangs erwähnt, gibt es zudem Risikominimierungsmaßnahmen, die es ermöglichen, den Kreis der Patienten, die mit dem Arzneimittel behandelt werden, einzuschränken. Ähnlich wie in klinischen Studien ist es möglich, den Patienten vor der Behandlung über das Risiko-Nutzen-Profil eines Medikamentes aufzuklären und diese Aufklärung sowie das Einverständnis des Patienten in Form eines ‚Informed Consent' zu dokumentieren. Dies dient dem Nachweis, dass der Patient adäquat über mögliche Risiken sowie Maßnahmen zu ihrer Reduzierung informiert wurde. Anknüpfend an den Vertriebsstatus eines Arzneimittels ist es vorstellbar, bestimmte Labortests als zwingende Voraussetzung für die Verschreibung sowie Therapiebegleitung zu definieren. Eine weitere Möglichkeit der Risikominimierung bietet der Einschluss der Patienten in ein spezielles Überwachungsprogramm, in dem beispielsweise festgelegt ist, wann und wie oft der Patient den Arzt aufsuchen oder kontaktieren muss. Auf diese Weise kann in Situationen eines hohen Risikos sichergestellt werden, dass ein regelmäßiger Kontakt zwischen dem Arzt und dem

---

[75] Vgl. European Medicines Agency (2008), S. 53f.

[76] Vgl. U.S. Department of Health and Human Services et al. (2009), S. 12.

[77] Vgl. European Medicines Agency (2008), S. 54.

Patienten stattfindet. Als weiteres Mittel der Risikominimierung sind die Patientenregister zu nennen. Diese können vor allem in der Kombination mit anderen Maßnahmen nützlich sein, um Daten für die Bedingungen zu gewinnen, unter denen das Arzneimittel angewendet wird. Schließlich können diese Informationen auch zur Effektivitätsbewertung genutzt werden.[78, 79]

Für alle der aufgeführten Maßnahmen sollte in Betracht gezogen werden, die vorausgesetzten Schulungen und Informationen regelmäßig zu wiederholen.[80]

78 Vgl. European Medicines Agency (2008), S. 54f.

79 Vgl. U.S. Department of Health and Human Services et al. (2009), S. 13f.

80 Vgl. ebenda, S. 12 ff.

5. Effektivitätsbewertung von risikominimierenden Maßnahmen

5.1 Notwendigkeit der Effektivitätsbewertung

Wie in den vorangegangenen Abschnitten beschrieben, steht eine Vielzahl von Risikominimierungsmaßnahmen zur Verfügung, wobei die Wahl der jeweils angemessenen Methode von mehreren Faktoren abhängig ist. Da die Entscheidung für eine Methode oder ein bestimmtes Instrument von Fall zu Fall neu getroffen wird und unter Berücksichtigung diverser Einflüsse stattfindet, ist die Effektivität einer Maßnahme vorab nicht garantiert und sollte daher durch geeignete Bewertungen begleitend überprüft werden.[81]

Wichtigstes Ziel der Erfolgsbewertung ist es, die Effektivität einer oder mehrerer Maßnahmen festzustellen und, falls nötig, durch Anpassung der Maßnahmen oder die Einführung weiterer Maßnahmen nachzustellen oder gegenzusteuern. Nur durch einen solchen Prozess kann sichergestellt werden, dass das Risiko für die Patienten tatsächlich so weit wie möglich minimiert wird. Neben dem direkten und unmittelbaren Schutz der Patienten, sollen Risikominimierungsmaßnahmen auch verhindern, dass ein Arzneimittel aufgrund von vermeidbaren Risiken vom Markt genommen wird. Sind die durchgeführten Maßnahmen jedoch unwirksam bzw. nur unzureichend effektiv, droht die Marktrücknahme als letztlich wirksamstes Mittel der Risikominimierung.[82] Dies bedeutet jedoch nicht nur wirtschaftlichen Schaden für den Hersteller sondern nährt auch Zweifel an der allgemeinen Zuverlässigkeit des Zulassungsverfahrens. Die Marktrücknahme von Arzneimitteln aufgrund einer vermeidbaren Fehlanwendung führt unter Umständen auch dazu, dass gut wirksame Arzneimittel Patienten nicht mehr zur Verfügung stehen, die von dem Risiko kaum oder gar nicht betroffen waren und folglich ihre Therapie umstellen müssen.

Aufgrund der offenkundigen Bedeutung von Effektivitätsbewertungen bei der Risikominimierung, sind diese regulatorisch vorgeschrieben. So wird in den Anforderungen an den EU-RMP gefordert, dass der ‚Risk Minimisation Plan' für jede Risikominimierungsmaßnahme entsprechende Abschnitte enthält, die die Effektivitätsbewertung erläutern.[83] Diese Verankerung in den europäischen Leitlinien sowie in den Leitlinien der FDA führt dazu, dass die Pläne zur Erfolgsmessung und -bewertung Gegenstand von Inspektionen der Arzneimittelbehörden bei den Arz-

---

[81] Vgl. Moseley (2004), S. 506.

[82] Vgl. Frau et al. (2010), S. 789.

[83] Vgl. European Medicines Agency (2008), S. 48.

neimittelherstellern sind und bei Nichterfüllung zu entsprechend negativen Inspektionsergebnissen führen können.[84]
Neben den bereits genannten Aspekten sollte die wirtschaftliche Komponente nicht unerwähnt bleiben. Die Erstellung eines ‚Risk Minimisation Plans' und die Durchführung der darin beschlossenen Risikominimierungsmaßnahmen sind ressourcen- und kostenintensiv.[85] Nicht nur seitens der Hersteller sondern auch bei den Arzneimittelbehörden verursachen diese Instrumente und ihre Kontrolle einen hohen Aufwand. Erfolgsbewertungen und entsprechende Steuerungsmaßnahmen können aber nicht zuletzt dazu beigetragen, dass die verfügbaren Ressourcen so zielgerichtet und sinnvoll wie möglich eingesetzt und damit der größtmögliche Nutzen erzielt werden kann.
Neben dem Nutzen der Effektivitätsbewertung für die aktuelle Risikosituation kann die Bewertung der Effektivität ebenfalls die Entscheidung für zukünftige Risikominimierungsmaßnahmen unterstützen.[86] Erkenntnisse darüber, welche Risikomaßnahmen unter gegebenen Umständen zum Erfolg geführt haben, können als Basis dienen, um für künftige Strategien Erfolgsfaktoren abzuleiten. Auf diese Weise kann der Wiederholung von Fehlern vorgebeugt und eine stetig wachsende Effektivität der gewählten Maßnahmen herbeigeführt werden.

5.2 Effektivitätsbewertung nach FDA

Als Basis für die nachfolgend beschriebene Erstellung eines Modells zur Effektivitätsbewertung soll zunächst analysiert werden, welche Methoden in der Praxis bereits angewendet werden. Sowohl die Regularien der FDA als auch der EMA fordern, eine Effektivitätsbewertung durchzuführen. In der Leitlinie Volume 9a ist jedoch keine Vorgabe enthalten, auf welche Weise dies zu geschehen hat, es werden lediglich Vorschläge zu möglichen Methoden angeführt.[87] Die Dokumente der EU-RMP sind darüber hinaus nicht öffentlich zugänglich und können daher nicht zu einer Analyse herangezogen werden. Mit der neuen EU-Directive, die ab Juni 2011 in Kraft tritt, soll dies geändert werden. Unter Artikel 106 sind grundlegende Vorgaben zur Förderung der Transparenz geregelt, die unter anderem die Veröffentlichung von Zusammenfassungen der RMPs beinhalten.[88]

---

84 Vgl. Medicines and Healthcare products Regulatory Agency (2009), S. 89.
85 Vgl. European Medicines Agency (2008), S. 49.
86 Vgl. ebenda.
87 Vgl. European Medicines Agency (2008), S. 49.
88 Vgl. DIRECTIVE 2010/84/EU (2010), Art. 106.

In den Leitlinien der FDA sind die enthaltenen Vorschläge teils konkreter und darüber hinaus sind Mindestforderungen, zumindest für den Bereich der ‚Medication Guides', enthalten. Ein weiterer Vorteil ist die dort bereits gegebene Transparenz, denn alle REMS-Dokumente sind auf der Website der FDA verfügbar.[89]
In den folgenden Abschnitten sollen deshalb die Anforderungen der FDA erläutert und mit den Angaben aus öffentlich zugänglichen REMS-Dokumenten abgeglichen werden. Darüber hinaus werden die vorhandenen Beispiele analysiert, um schließlich allgemeingültige Regeln für die Effektivitätsbewertung abzuleiten.

5.2.1 Leitlinien der FDA zur Effektivitätsbewertung

Durch die Effektivitätsbewertung im Rahmen des ‚REMS Assessment Plan' soll nachgewiesen werden, ob und in welchem Ausmaß die Ziele der Strategie zur Risikominimierung erreicht wurden. Zudem kann gegebenenfalls eine zweckdienliche Modifikation von Maßnahmen ausgelöst werden. Die Instrumente und Methoden, die dazu genutzt werden, sind in dem ‚REMS Supporting Document' zu beschreiben oder spätestens 90 Tage vor Durchführung der Bewertung einzureichen. Hierbei ist gefordert, detailliert auf die Methoden zur Bewertung der Gesamtstrategie aber auch der einzelnen Elemente des REMS einzugehen sowie die Art und Verarbeitung der verwendeten Daten aufzuführen. Neben den Methoden sollen ebenso die Zielwerte der einzelnen Kennzahlen beschrieben werden inklusive dem Zeitrahmen, in dem die Erreichung dieser angestrebt wird. Ebenso soll dargelegt werden, wie mit negativen Ergebnissen der Analysen umgegangen wird und ab welchen Grenzwerten eine entsprechende Anpassung der Strategie vorgesehen ist. Neben den allgemeinen Vorgaben enthält die Leitlinie Beispiele, welche Daten für die Effektivitätsbewertung herangezogen werden können. Hierzu zählen die Befragung von Patienten zu ihrem Umgang mit und ihrem Wissen über das Arzneimittel. Darüber hinaus wird vorgeschlagen, Daten auszuwerten, die gewisse Muster in der Anwendung erkennen lassen, wie beispielsweise Patientendaten, Dauer der Therapie, Indikationsgebiete und Besonderheiten der verschreibenden Ärzte. Versorgungsdaten, beispielsweise von Versicherungen oder auch öffentlich verfügbare Informationen, sollen genutzt werden, um die Rate von auftretenden UAW im Verhältnis zur Exposition abschätzen zu können.
Für REMS, die als Element einen ‚Medication Guide' enthalten, sind konkrete Maßnahmen als minimale Bewertungskriterien vorgegeben. Hierzu zählen die Befragung von Patienten, ein Bericht über die Bewertung der Verteilung des ‚Medica-

[89] Vgl. U.S. Department of Health and Human Services et al. (2009), S. 8.

tion Guides' sowie eine Auswertung über Situationen, bei denen die Vorschriften zur Verteilung des ‚Medication Guides' nicht eingehalten wurden und gegebenenfalls korrigierende Maßnahmen.
Neben der reinen Präsentation von Kennzahlen und Instrumenten in dem ‚REMS Assessment Plan' soll ebenso dargelegt werden, wie diese Daten gewonnen werden und auf welcher Grundlage eine Entscheidung für die verwendeten Kennzahlen getroffen wurde.[90]

5.2.2 Methoden der Effektivitätsbewertung in ausgewählten REMS

5.2.2.1 Vorgehen bei der vergleichenden Analyse von Methoden zur Effektivitätsbewertung

Als Datenquelle dienen die auf der Website der FDA-Website verfügbaren REMS-Dokumente. Die Website der FDA ermöglicht jedem Nutzer ohne Einschränkung den Zugang zu den von der FDA genehmigten REMS-Dokumenten.[91]
Zunächst wurde die Datenquelle qualitativ auf ihre Eignung für die Betrachtung hin untersucht. Verwertbar für die angestrebte Analyse sind nur solche REMS, die Angaben zur Effektivitätsbewertung beinhalten. Das Einschlusskriterium hierbei war es, dass diese Angaben über die reine Zeitplanung hinausgehen und Aussagen zu Inhalten, d.h. zur Methodik, zu Quellen oder zu Kennzahlen, der Effektivitätsbewertung beinhalten. Ein weiteres Kriterium bestand darin, dass diese Information strukturiert in einem gesonderten Abschnitt vorliegt und nicht über die verschiedensten Kapitel verteilt ist.
Aufgrund der geringen Anzahl an auswertbaren Dokumenten, die diesen Kriterien entspricht, ist es nicht möglich, die Daten statistisch zu analysieren. Voraussetzung einer quantitativen Analyse ist eine weitestgehend repräsentative Datenmenge, die möglichst Verallgemeinerungen zulässt.[92] Diese Vorbedingungen sind nicht erfüllt, weshalb stattdessen eine qualitative Analyse durchgeführt werden soll.
Die zentrale Fragestellung für die Analyse der dokumentierten Fälle besteht darin, wie die geforderte Effektivitätsbewertung von Risikominimierungsmaßnahmen am konkreten Beispiel durchgeführt werden kann. Dabei stehen die verwendeten Kennzahlen und Methoden im Vordergrund. Die Beispiele sollen bezüglich dieser Angaben sowie zusätzlicher Faktoren, den Vor- und Rahmenbedingungen, analysiert und schließlich in Hinblick auf ihre Verallgemeinerbarkeit bewertet werden.

---

90 Vgl. U.S. Department of Health and Human Services et al. (2009), S. 18ff.
91 Vgl. U.S. Food and Drug Administration (2011), 1.
92 Vgl. Wrona (2005), S. 3.

Die einzelnen Fälle werden bezüglich der in dem REMS angegeben Ziele, der gewählten Risikominimierungsmaßnahme, sowie den Methoden der Effektivitätsbewertung analysiert. Darüber hinaus soll untersucht werden, ob sich auf Basis der Analyse der Einzelfälle Muster erkennen lassen, die Rückschlüsse auf mögliche Handlungsoptionen bzw. Verallgemeinerungen zulassen.[93]

5.2.2.2 Ergebnisse der Analyse ausgewählter REMS-Dokumente

Insgesamt sind auf der benannten Website 176 REMS-Dokumente einsehbar.[94] Bei der Durchsicht dieser Dokumente wird deutlich, dass die Qualität und die Detailliertheit der dort veröffentlichten Dokumente stark variieren. Die Seitenanzahl der Dokumente reicht von einer Seite bis zu weit über 100 Seiten.[95, 96] Auch in Bezug auf den Abschnitt des ‚REMS Assessment Plan' werden deutliche Unterschiede sichtbar. Von den insgesamt 176 verfügbaren Dokumenten enthalten lediglich neun Pläne explizite Angaben darüber, welche Kennzahlen oder Methoden für die spätere Effektivitätsbewertung genutzt werden sollen. Weitere zwei Dokumente enthalten im Text anderer Kapitel Hinweise darauf, dass die dort beschriebene Erfassung von Kennzahlen für die Bewertung genutzt werden soll.[97]

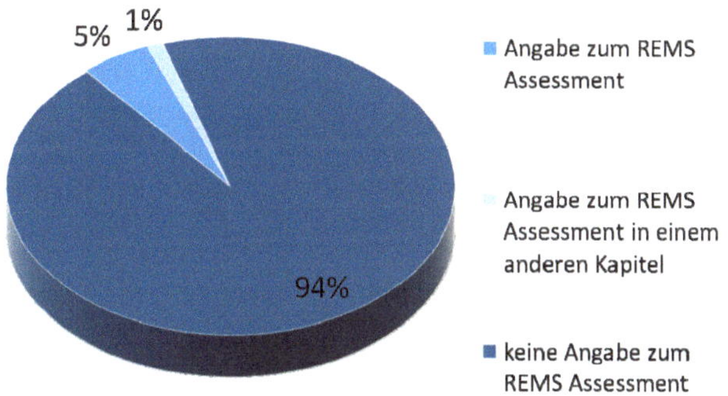

Abbildung 6: Die Verfügbarkeit von Informationen zur Effektivitätsbewertung in ausgewählten REMS (n=176). Quelle: Eigene Darstellung.

Dies kann verschiedene Ursachen haben. Zunächst ist zu bedenken, dass der ‚REMS Assessment Plan' nicht Teil des Kerndokumentes sondern des ‚Supporting Document' ist. Zwar legt die Richtlinie der FDA zu den REMS fest, dass die genehmigten REMS inklusive aller dazugehörigen Dokumente auf der Website zu

[93] Vgl. Eisenhardt (1989), S. 539ff.

[94] Vgl. Food and Drug Administration (2011).

[95] Vgl. ProStrakan (2011).

[96] Vgl. Warner Chilcott (US), LLC (2011).

[97] Vgl. Anhang 1.

veröffentlichen sind.[98] Die stark differierende Seitenanzahl der veröffentlichten Dokumente sowie die Tatsache, dass nur teilweise Kommunikationselemente, wie beispielsweise der ‚Medication Guide', im Dokument als Anhang verfügbar sind, lassen jedoch darauf schließen, dass das ‚Supporting Document' nicht zwangsläufig dem veröffentlichten Dokument beigefügt ist. Auch die Regelung, dass die Bewertungsstrategie von dem Arzneimittelhersteller nachgereicht werden kann und nicht Bestandteil des genehmigten REMS-Dokumentes sein muss, kann zu der stark variierenden Datenlage beitragen.[99] Einige Dokumente enthalten zudem keine ‚Timetable for Submission of Assessment of the REMS', die in den Leitlinien als Pflichtelement des Kerndokumentes beschrieben ist.[100] Das lässt die Vermutung zu, dass die beobachteten Lücken nicht nur durch einen differierenden Umfang des veröffentlichten Materials begründet sind, sondern ein Teil der genehmigten REMS das Element der Effektivitätsbewertung nicht enthält.

Im Folgenden sollen die neun Dokumente, die explizite Aussagen zu den Inhalten des ‚REMS Assessment Plan' ausweisen, näher analysiert werden. Dazu ist es hilfreich, die Methoden und Instrumente der gewählten Risikominimierungsmaßnahmen zu betrachten. Sieben der zu analysierenden Strategien beschränken sich in ihren Maßnahmen auf den Bereich der Kommunikation, d.h. sie beinhalten einen ‚Medication Guide', der sich an Patienten richtet, einen ‚Communication Plan', der auf die Angehörigen der Heilberufe abzielt, oder beides. Nur zwei der Dokumente beinhalten zusätzlich ETASU.[101]

Tabelle 1: Risikominimierungsmaßnahmen in untersuchten REMS. Quelle: Eigene Darstellung.

REMS	Medication Guide	Communication Plan	Elements To Assure Safe Use
Cambia Oral Solution	X		
Dysport Injection	X	X	
Edluar Sublingual Tablets	X		
Entereg Capsules		X	X
Nplate for Subcutaneous Injection	X	X	X
PegIntron Rebetol Combopack	X		
Treximet Tablets	X		
Venlafaxine hydrochloride extended-release Tablets	X		
Xeomin Injection	X	X	

[98] Vgl. U.S. Department of Health and Human Services et al. (2009), S. 8.
[99] Vgl. ebenda, S. 19.
[100] Vgl. Silarx Pharmaceuticals Inc. (2009).
[101] Vgl. Anhang 2.

Neben den Risikominimierungsmaßnahmen sollen ebenso die benannten Ziele der Risikominimierungsstrategie betrachtet werden, da diese eine wichtige Basis für die Bewertung des Erfolges darstellen. Die Formulierung in den betrachteten REMS reicht dabei von sehr allgemeinen Angaben, wie der Stärkung eines positiven Nutzen-Risiko-Verhältnisses, über die Information von Patienten bzw. Angehörigen der Heilberufe, der Sicherstellung einer bestimmungsgemäßen Verwendung bis hin zu der Reduzierung des Risikos einer speziellen UAW oder eines Anwendungsfehlers.[102]

Tabelle 2: Ziele der untersuchten REMS.
Quelle: Eigene Darstellung.

REMS	Information über Risiken	Positives Nutzen-Risiko-Verhältnis	Vermeidung von Anwendungsfehlern	Reduzierung einer speziellen UAW
Cambia Oral Solution	X			
Dysport Injection		X	X	
Edluar Sublingual Tablets	X			
Entereg Capsules				X
Nplate for Subcutaneous Injection	X		X	
PegIntron Rebetol Combopack				
Treximet Tablets				
Venlafaxine hydrochloride extended-release Tablets				
Xeomin Injection	X		X	

Einige der Dokumente enthalten keinerlei Angaben zu konkreten Zielen der Risikominimierung. In diesen Fällen handelt es sich allerdings um die Bestätigungsschreiben der FDA zu den betreffenden REMS. Ob es in dem eingereichten Dokument des Herstellers weiterführende Informationen gibt, ist daraus nicht ersichtlich.

Bezüglich der eigentlichen Effektivitätsbewertung werden mehrere Methoden und Kennzahlen in den verfügbaren REMS-Dokumenten aufgeführt. Auffallend häufig wird die Methode der Umfrage zur Bewertung genutzt. Diese können, je nach genutzter Risikokommunikation, den Patienten, die Angehörigen der Heilberufe oder beide zur Zielgruppe haben. Im Speziellen wurde hierbei der ‚Knowledge, Attitude and Behaviour Survey' (KAB-Survey) genannt, auf den im nächsten Kapitel

[102] Vgl. Anhang 5.

noch genauer eingegangen wird.[103] Neben der Umfrage werden die Analyse von UAW-Daten, im Allgemeinen oder bezogen auf spezielle UAW, sowie Daten über die erfolgreiche Verteilung von Kommunikationsmitteln herangezogen.
Nur bei einem REMS, der sich ausschließlich auf Maßnahmen der Kommunikation bezieht, sowie bei den REMS, die neben den reinen Kommunikationselementen auch ETASU enthalten, sind weitere Auswertungen als Mittel zur Effektivitätsbewertung der eingeleiteten Maßnahmen benannt. Daten über die Einhaltung der im Programm festgelegten Vorgaben für die Angehörigen der Heilberufe werden analysiert und Arzneimittelverbrauchs- bzw. -anwendungsdaten, wie beispielsweise die Anzahl verbrauchter Packungen, die Anzahl der behandelten Patienten, die Anzahl der Therapieabbrüche oder die Anzahl der Therapieneubeginne, zur Effektivitätsanalyse herangezogen.[104] Dabei ist allerdings zu beachten, dass man die letztgenannten Informationen nur auf der Basis eines Patientenregisters ermitteln kann.

Tabelle 3: Effektivitätsbewertung in untersuchten REMS.
Quelle: Eigene Darstellung.

REMS	Befragungen	Analyse der UAW-Daten	Analyse von Drug Utilization Data	Analyse der Verteilung des Medication Guides
Cambia Oral Solution	X (Patienten)			
Dysport Injection		X		
Edluar Sublingual Tablets	X (Patienten)			
Entereg Capsules	X (HCP)	X	X	
Nplate for Subcutaneous Injection	X (Patienten und HCP)	X	X	X
PegIntron Rebetol Combopack	X (Patienten)			X
Treximet Tablets	X (Patienten)			X
Venlafaxine hydrochloride extended-release Tablets	X (Patienten)			X
Xeomin Injection	X (Patienten und HCP)	X	X	X

103 Vgl. Meda Pharmaceuticals (2010).
104 Vgl. Anhang 3, 4.

Auf die verschiedenen Kennzahlen, die aus den verfügbaren Quellen generiert werden können, wird in den folgenden Kapiteln genauer eingegangen (vgl. Kapitel 5.4).

5.2.2.3 Schlussfolgerungen und Verallgemeinerungen aus den analysierten Daten

Zunächst lässt sich feststellen, dass sich die Unterschiedlichkeit der REMS nicht nur in ihrem Umfang, sondern auch in ihrem Inhalt zeigt. Bezüglich der ergriffenen Risikominimierungsmaßnahmen, dem konkret formulierten Ziel des REMS und den vorgesehenen Bewertungsmethoden finden sich ebenfalls unterschiedliche Ansätze in den analysierten Dokumenten wieder.

Welche Methoden der Effektivitätsbewertung Anwendung finden, ist bereits in dem vorangegangenen Abschnitt beschrieben worden. Darüber hinaus soll nun untersucht werden, ob bezüglich der Methodenwahl Abhängigkeiten von den analysierten Rahmenbedingungen festgestellt werden können. Dazu soll der Einfluss des definierten Ziels und der gewählten Risikominimierungsmaßnahme auf die Wahl der Bewertungsmethode untersucht werden.

Tabelle 4: Gegenüberstellung der formulierten Ziele und der Wahl der Bewertungsmethode in den untersuchten REMS (nur REMS mit einer Angabe bezüglich des Ziels wurden betrachtet).
Quelle: Eigene Darstellung.

Ziel / Methode	Information über Risiken (n=4)	Positives Nutzen-Risiko-Verhältnis (n=1)	Vermeidung von Anwendungs-fehlern (n=3)	Reduzierung einer speziellen UAW (n=1)
Befragungen	• Cambia Oral Solution • Edluar Sublingual Tablets • Nplate for Subcutaneous Injection • Xeomin Injection		• Nplate for Subcutaneous Injection • Xeomin Injection	• Entereg Capsules
Analyse der UAW-Daten	• Nplate for Subcutaneous Injection • Xeomin Injection	• Dysport Injection	• Dysport Injection • Nplate for Subcutaneous Injection • Xeomin Injection	• Entereg Capsules
Analyse von Drug Utilization Data	• Nplate for Subcutaneous Injection • Xeomin Injection		• Nplate for Subcutaneous Injection • Xeomin Injection	• Entereg Capsules
Analyse der Verteilung des Medication Guides	• Nplate for Subcutaneous Injection • Xeomin Injection		• Nplate for Subcutaneous Injection • Xeomin Injection	

Auffällig ist, dass alle bis auf ein REMS als Bewertungsmethode die Befragung nennen. Diese scheint ein verbreitetes Mittel für die Effektivitätsbewertung zu sein, da individuelle Anwendungserfahrungen in der Regel nur auf diesem Wege erhalten werden können. Ebenso lässt sich feststellen, dass alle vier REMS-Dokumente, die als Ziel die Information über ein Risiko benennen, die Befragung als Methode der Effektivitätsbewertung nutzen.

Dass vor allem das Erreichen des Ziels einer konkreten Information gezielt durch Befragungen überprüft wurde, erscheint sinnvoll. Die Überprüfung, ob eine Information bei den Patienten oder den Angehörigen der Heilberufe angekommen ist und ob diese verinnerlicht bzw. verstanden wurde, lässt sich nur durch Befragungen der Zielgruppe erfassen. Dieser Zusammenhang ist inhaltlich nachvollziehbar und demzufolge verallgemeinerbar für die Bewertung von Risikominimierungsmaßnahmen. Ob die Anwender von Arzneimitteln daraus aber auch tatsächlich angemessene Schlussfolgerungen bezüglich unterschiedlicher Handlungsoptionen ableiten, kann auf diesem Wege nicht mit letzter Sicherheit geklärt werden.

Ebenso ist nachvollziehbar, dass immer dann, wenn das im REMS-Dokument formulierte Ziel in der Vermeidung einer konkreten UAW oder eines Anwendungsfehlers besteht, die Auswertung von UAW-Daten herangezogen wird.

Auch diese Methodenwahl liegt nahe, da vor allem UAW und Anwendungsfehler in den an den Hersteller zu meldenden Informationen sichtbar werden. Das Heranziehen dieser Informationsquelle ist deshalb zwingend notwendig, da sich ein Erfolg der Risikominimierungsmaßnahmen in einem relativen Rückgang der UAW-Meldungen abbilden müsste.

Des Weiteren soll der Einfluss der Risikominimierungsmaßnahme auf die Wahl der Bewertungsmethode betrachtet werden.

Tabelle 5: Gegenüberstellung der Risikominimierungsmaßnahme und der Wahl der Bewertungsmethode in den untersuchten REMS.
Quelle: Eigene Darstellung.

Risikominimierungs-maßnahme / Methode	Medication Guide (n=8)	Communication Plan (n=4)	Elements To Assure Safe Use (n=2)
Befragungen	• Cambia Oral Solution • Edluar Sublingual Tablets • Nplate for Subcutaneous Injection • PegIntron Rebetol Combopack • Treximet Tablets • Venlafaxine hydrochloride extended-release Tablets • Xeomin Injection	• Entereg Capsules • Nplate for Subcutaneous • Xeomin Injection	• Entereg Capsules • Nplate for Subcutaneous
Analyse der UAW-Daten	• Dysport Injection • Nplate for Subcutaneous Injection • Xeomin Injection	• Dysport Injection • Entereg Capsules • Nplate for Subcutaneous Injection • Xeomin Injection	• Entereg Capsules • Nplate for Subcutaneous Injection
Analyse von Drug Utilization Data	• Nplate for Subcutaneous Injection • Xeomin Injection	• Entereg Capsules • Nplate for Subcutaneous Injection • Xeomin Injection	• Entereg Capsules • Nplate for Subcutaneous Injection
Analyse der Verteilung des Medication Guides	• Nplate for Subcutaneous Injection • PegIntron Rebetol Combopack • Treximet Tablets • Venlafaxine hydrochloride extended-release Tablets • Xeomin Injection	• Nplate for Subcutaneous Injection • Xeomin Injection	• Nplate for Subcutaneous Injection

Bezüglich des ‚Medication Guides' überwiegt ebenfalls die Befragung. Ebenso auffällig ist die nicht durchgängige Nutzung der Daten über die Verteilung des ‚Medication Guides'. Für die ‚Medication Guides' sind in der Leitlinie der FDA konkrete Mindestanforderungen gestellt, die dennoch nicht in allen der genehmigten REMS Anwendung finden. Hierbei ist zum einen konkret eine Umfrage gefordert, die Aufschluss über das Verständnis der Patienten zu den kommunizierten Inhalten gibt. Einer der verfügbaren REMS benennt jedoch lediglich die Analyse von UAW-Meldungen als Methode und wird damit den Mindestanforderungen nicht gerecht. Prinzipiell ist die häufige Verknüpfung der Risikominimierungsmaßnahme ‚Medication Guide' mit der Bewertungsmethode der Befragung sinnvoll und generalisierbar, da dies notwendig ist, um den Leitlinien zu entsprechen. Des Weiteren sind in den Leitlinien ein Bericht über die erfolgreiche Verteilung des ‚Medication Guides' sowie gegebenenfalls korrigierende Maßnahmen im Fall von Misserfolg gefordert. Hierüber kann in drei REMS, die einen ‚Medication Guide' als Maßnahme beinhalten, keine Angabe gefunden werden. Diese Beobachtung soll keine

Grundlage zur Verallgemeinerung darstellen, da sie der Leitlinie widerspricht und demzufolge nicht auf andere REMS oder allgemeine Empfehlungen anwendbar ist.
Bei den REMS, die als Risikominimierungsmaßnahme einen ‚Communication Plan' enthalten, ist als vorrangiges Mittel die Analyse der UAW-Daten identifiziert worden. Befragungen und die Verwendung von ‚Drug Utilization Data', d.h. Daten zur Verwendung eines Arzneimittels, die mit Hilfe bestimmter Studien erfasst werden, werden ebenfalls häufig verwendet, obwohl sie für diesen Zweck nur sehr bedingt geeignet sind.
Aufgrund der Gemeinsamkeiten des ‚Communication Plans' mit dem ‚Medication Guides' – in beiden Fällen handelt es sich um Kommunikationsmaßnahmen – ist von ähnlichen Strukturen in der Bewertung auszugehen, die in den analysierten Fällen jedoch nicht beobachtet wurden.
Bezüglich der REMS, die ETASU beinhalten, ist auffällig, dass in beiden Fällen nahezu alle Bewertungsmethoden Anwendung finden. In einem der REMS wurde lediglich auf die Analyse der Verteilung des ‚Medication Guides' verzichtet, da dieser REMS keinen ‚Medication Guide' beinhaltet. Dass die REMS, die auch ETASU beinhalten, ein größeres Spektrum an Bewertungsmaßnahmen abdecken, ist nicht überraschend. Zum einen adressieren diese Strategien Arzneimittel mit tendenziell höheren Risiken, bei denen reine Risikokommunikation nicht zum gewünschten Erfolg geführt hat. Aufgrund dessen bedürfen sie einer noch strengeren Beobachtung und flankierender Maßnahmen zur Erfolgsbewertung. Zum anderen führt die Durchführung einer ETASU in beinahe jedem Fall zur Generierung von neuen Daten, wie beispielsweise Informationen über die Patienten in einem Patientenregister oder Daten zu den zertifizierten Ärzten und Apothekern sowie deren Verschreibungen und Abgaben. Diese Daten sind sehr spezifisch und liefern Informationen, die sonst nur schwer oder gar nicht zugänglich wären. Demzufolge stellen die durch die ETASU-Programme generierten Daten auch eine wichtige Basis für die Effektivitätsbewertung dar.
Generell ist festzuhalten, dass die meisten der analysierten Dokumente auf mehr als nur eine Methode zur Effektivitätsbewertung zurückgreifen. Dies erscheint prinzipiell sinnvoll, da verschiedene Ansätze zur Bewertung unterschiedlicher Zwischenziele oder Meilensteine herangezogen werden können. Darüber hinaus können unterschiedliche Methoden je nach Anwendung zu unterschiedlichen Ergebnissen führen, die in ihrer Gesamtheit eine bessere Bestimmung des Risikos und aussagekräftigere Bewertung der vorgesehenen Risikominimierungsmaßnahmen erlauben.

Vergleicht man die Inhalte der verfügbaren REMS mit den Vorgaben der FDA Leitlinie wird jedoch deutlich, dass diese nicht durchgängig befolgt werden. Die meisten Inhalte der Leitlinie sind als Vorschläge zu verstehen, aus denen mit Blick auf die jeweilige Risikolage eines Arzneimittels begründet gewählt werden kann. Aber auch bei Themenbereichen, die nicht durch Vorgaben, sondern durch Vorschläge geregelt werden, sind Unterschiede sichtbar.[105] Dies kann zum einen auf die Besonderheiten des Risikos und der Maßnahmen, zum anderen aber auch auf eine fehlende Erfahrungsbasis für konkrete Vorgaben zurückgeführt werden.

5.3 Endpunkte der Effektivitätsbewertung

Aus der Analyse der betrachteten REMS wird bereits deutlich, dass sich die Endpunkte der Effektivitätsbewertung durch verschiedene Parameter qualifizieren lassen. Einer ist die Unterscheidung in Surrogatparameter bzw. direkte Messung, wobei die konkrete Differenzierung von dem formulierten Ziel abhängt. Ein direkt messbarer Endpunkt ist immer die tatsächliche Reduzierung eines Risikos, die beispielsweise durch eine Verminderung der auftretenden UAW oder die Verminderung von Anwendungsfehlern ausgedrückt werden kann. Zu den Surrogatparametern zählt beispielsweise die erfolgreiche Verbreitung von Information, die als wichtige Etappe auf dem Weg zu Risikominimierung gesehen werden kann, aber deren Erfolg allein noch nicht vermag, ein Risiko zu reduzieren. Sofern möglich, sollte das direkte Messen des definierten Ziels gegenüber den Surrogatparametern bevorzugt werden.[106] Eng verbunden damit ist die Frage des Ansatzpunktes der gewählten Methode oder Kennzahl. Auf dem Weg zur erfolgreichen Risikominimierung gibt es verschiedene Meilensteine, die dazu einen Beitrag leisten können. Hierzu zählen beispielsweise die Verbreitung der Information, die Aufnahme der Information durch die Zielgruppe, das Verständnis und die Einsicht der Zielgruppe gegenüber dem kommunizierten Sachverhalt sowie schließlich eine Verhaltensbeeinflussung.[107] Während Risikominimierungsmaßnahmen aus dem Bereich der Kommunikation all diese Ansatzpunkte berücksichtigen, setzen Maßnahmen, die den Nutzen eines Arzneimittels einschränken, verstärkt am Punkt der Verhaltensänderung an, da sie diese teilweise erzwingen, z. B. durch die Aufnahme eines Medikamentes in die Verschreibungspflicht.

---

[105] Vgl. Anhang 3.

[106] Vgl. European Medicines Agency (2008), S. 49.

[107] Vgl. Callréus (2008), S. 31.

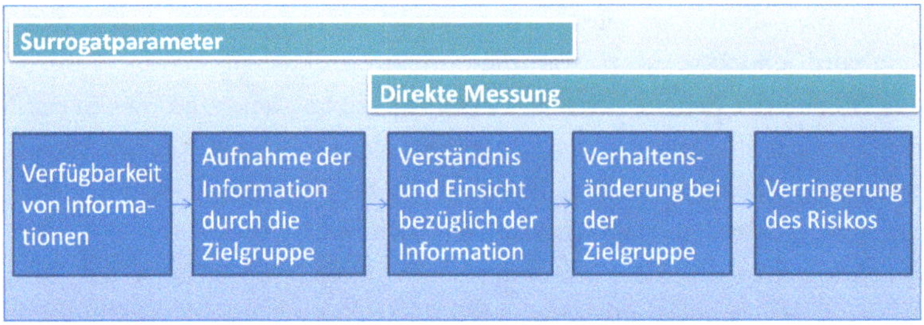

Abbildung 7: Ansatzpunkte der Effektivitätsmessung.
Quelle: Eigene Darstellung.

Als weiteres Unterscheidungskriterium ist die Quelle der zu verwendenden Daten zu sehen. Wichtige und geläufige Quellen sind hierbei die Daten von UAW-Meldungen oder Verschreibungsdaten, die Auskunft über das zu betrachtende Arzneimittel geben. Neben der Nutzung von Sekundärdaten bietet die Neuerhebung von Daten eine weitere Möglichkeit für einen Erkenntnisgewinn. So können etwa durch Interviews bzw. Befragungen und die anschließende Nutzung der während der Risikominimierungsprogramme gewonnenen Daten eine Basis bieten, um zielgerichtete Analysen durchzuführen und den Erfolg von Risikominimierungsmaßnahmen zu bewerten.

5.4 Definition geeigneter Kennzahlen und Messmethoden

Bei der Effektivitätsbewertung muss zunächst berücksichtigt werden, wie das Risikominimierungskonzept, unabhängig davon, ob in Form eines REMS oder eines EU-RMP dargelegt, in seinem Erfolg bewertet werden soll. Zum einen kann das Konzept als Ganzes betrachtet und damit einhergehend die Summe aller Risikominimierungsaktivitäten in ihrem Erfolg bewertet werden. Zum anderen ist die Bewertung der einzelnen Maßnahmen möglich.[108] Um die Sicherheit der Patienten zu gewährleisten, das Fortbestehen eines positiven Nutzen-Risiko-Verhältnisses für ein Arzneimittel sicherzustellen und damit eine Marktrücknahme zu verhindern, steht die Effektivität der Risikominimierungsmaßnahmen in ihrer Gesamtheit im Vordergrund. Um darüber hinaus einen zweckvollen Einsatz von Ressourcen und Mitteln zu erzielen, ist auch die Effektivität jeder einzelnen Maßnahme zu überprüfen.[109, 110]

---

108 Vgl. Bush et al. (2005), S. 14.

109 Vgl. European Medicines Agency (2008), S. 49.

110 Vgl. Bush et al. (2005), S. 14f.

Kritisch für die Effektivitätsbewertung von Risikominimierungsmaßnahmen ist das Festlegen geeigneter Kennzahlen, in denen sich der Effekt der Risikominimierung über den zeitlichen Verlauf abbilden lässt. Diese sollten deshalb genau definiert und für die Messung der vorher festlegten Ziele geeignet sein.[111] Daher ist es sinnvoll, die allgemeinen und abstrakten Ziele einer Risikominimierungsmaßnahme in konkrete und überprüfbare Meilensteine und Zwischenziele aufzugliedern.[112] Darüber hinaus sollte bei der Wahl von Kennzahlen berücksichtigt werden, wie die entsprechenden Daten erhalten werden können, d.h. ob eine geeignete Datenbasis zur Verfügung steht und wie die Analyse und Interpretation zu erfolgen hat.[113] Welche Kennzahlen geeignet sind, hängt von verschiedenen Faktoren ab. Unter anderem sind die Art des Arzneimittels selbst, die Natur des Risikos aber auch die Risikominimierungsmaßnahme bedeutend dafür, wie der Erfolg gemessen werden kann.[114] Die Unterscheidung nach der Herkunft, also der Informationsquelle der Daten, soll in den folgenden Abschnitten als maßgebendes Gliederungselement dienen, um mögliche Kennzahlen sinnvoll zu gruppieren und für die Effektivitätsbewertung zu nutzen. Dabei sollen exemplarisch die wichtigsten Quellen separat vorgestellt werden.

5.4.1 Kennzahlen bezüglich UAW-Meldungen

Der Begriff der UAW-Meldung soll sich im Folgenden inklusive solcher Meldungen verstehen, die sich auf Anwendungsfehler im Allgemeinen, auf Überdosierung, auf Fehlgebrauch oder auf Missbrauch beziehen.

5.4.1.1 Verfügbare Daten

Aus dem grundlegenden Ziel der Risikominimierung, welches vorrangig in der Verminderung des Auftretens von UAW besteht, erschließt sich die Option, UAW-Meldungen für die Erfolgsbewertung der ergriffenen Maßnahmen zu nutzen. Hierbei ist zu beachten, dass lediglich die Anzahl, Entwicklung und Charakteristika der gemeldeten UAW für Auswertungen zur Verfügung stehen, nicht aber die Daten aller tatsächlich aufgetretenen UAW, da sie über das Spontanmeldesystem nicht vollständig erfasst werden können.

Neben der reinen Anzahl von UAW-Meldungen stehen weitere Parameter zur Verfügung, die in UAW-Datenbanken erfasst und in die Analyse einbezogen wer-

---

[111] Vgl. Griffith (2004), S. 88.

[112] Vgl. Campostrini (2007), S. 308.

[113] Vgl. ebenda, S. 305.

[114] Vgl. Bush et al. (2005), S. 14f.

den können. Details zu der UAW, dem Patienten, wie beispielsweise Alter, Geschlecht, aber auch Daten zu weiteren Einflussgrößen wie Begleitmedikation, Indikation, zugrundeliegende Erkrankungen können zur Auswertung herangezogen werden. Zusätzlich kann die Klassifizierung des Schweregrades der UAW – tödlich bzw. lebensbedrohlich, schwerwiegend oder nicht schwerwiegend – helfen, bestimmte Einschränkungen vorzunehmen. Die einheitlichen Standards zur Übermittlung von Daten in Papierform sowie der Standard E2B zur elektronischen Übermittlung von UAW-Meldungen enthalten Felder für die Erfassung der genannten Informationen. Daher ist davon auszugehen, dass diese Details – sofern in der Meldung der UAW enthalten – von dem Arzneimittelhersteller in seiner Datenbank erfasst werden und folglich als Parameter für die Auswertung zur Verfügung stehen.[115]

Die Daten bezüglich der UAW können zum einen aus der unternehmenseigenen Datenbank stammen. Zum anderen können sie durch Daten aus externen Datenbanken, wie z. B. dem ‚Adverse Event Reporting System' (AERS) der FDA, unterstützt und ergänzt werden. Die AERS Datenbank der FDA enthält UAW und Fälle zu Anwendungsfehlern, die von der Arzneimittelindustrie und teilweise direkt von Patienten oder Angehörigen der Heilberufe an die FDA berichtet wurden.[116] Neben der Datenbank der FDA gibt es weitere Behörden und Institutionen, die Arzneimittelherstellern Zugriff auf ihre UAW-Datenbanken gewähren.[117] Dies bietet die Möglichkeit auf ein größeres Volumen von Daten zuzugreifen und gegebenenfalls die Entwicklung bezüglich des eigenen Produktes mit denen anderer, beispielsweise aus der gleichen Stoffklasse, zu vergleichen.

5.4.1.2 Nutzungsmöglichkeiten von UAW-Daten

Der große Vorteil der Daten zu UAW-Meldungen ist, dass sie bereits bei dem Arzneimittelhersteller vorliegen, da dieser gesetzlich verpflichtet ist, diese Daten zu erfassen.[118, 119] Dies gilt auch für die öffentlich zugänglichen Daten der AERS Datenbank der FDA.[120]

Als nachteilig ist jedoch anzusehen, dass nur die gemeldeten UAW zur Verfügung stehen. Inwieweit diese mit den Entwicklungen der tatsächlich aufgetretenen UAW

---

115 Vgl. ICH E2B ver 2.0 (2005), S. 10ff.

116 Vgl. U.S. Food and Drug Administration (2009).

117 Vgl. Council for International Organizations of Medical Sciences (2010), S. 121ff.

118 Vgl. European Medicines Agency (2008), S. 56ff.

119 Vgl. ICH E2D ver 3.8 (2003), S. 7ff.

120 Vgl. U.S. Food and Drug Administration (2009).

einhergehen, kann nur abgeschätzt werden. Dies ist besonders zu berücksichtigen, wenn lediglich die Anzahl gemeldeter UAW für die Erfolgsbewertung genutzt werden. Das Meldeverhalten von Angehörigen der Heilberufe und Patienten wird häufig durch externe Faktoren, wie z. B. Meldungen in der Presse oder Veröffentlichung von Studienergebnissen, beeinflusst. Diese können die Aufmerksamkeit und damit die Meldebereitschaft erhöhen.[121] Einen weiteren Nachteil stellt die Unvollständigkeit der Daten innerhalb der UAW-Meldungen dar. Häufig sind nur grundlegende Informationen vorhanden, die als Minimalkriterien für eine UAW gelten: ein Patient, ein verdächtigtes Arzneimittel, eine Reaktion sowie eine berichtende Person oder Institution.[122] Zusätzliche Informationen hingegen fehlen häufig bereits in den UAW-Meldungen, die den Arzneimittelhersteller erreichen.
Eine weitere Herausforderung ist in der Vergleichsgröße zu sehen, zu der die Entwicklung der UAW-Meldungen in Bezug gesetzt werden kann. Da eine prospektive Gegenüberstellung von dem Verlauf mit und ohne Einfluss der Risikominimierungsmaßnahme bei einem entdeckten Risiko nicht ethisch vertretbar und in der Realität nicht durchführbar ist, werden häufig Daten aus der Vergangenheit als Vergleichsbasis genutzt.[123] Um sinnvolle Ergebnisse zu erlangen, müssen hierbei weitere Einflussfaktoren berücksichtigt werden. Beispielsweise können veränderte Verbrauchszahlen Einfluss auf die Anzahl an UAW-Meldungen haben. Auch die allgemeine Entwicklung des Meldeverhaltens, welches durch Änderungen in Regularien oder eine veränderte Sensibilität seitens der Ärzte und Patienten gegenüber dem Thema der Pharmakovigilanz hervorgerufen werden kann, kann Auswirkungen auf die gemeldeten UAW zu einem spezifischen Produkt haben. Derartige Einfluss- und Störgrößen sollten deshalb bei der Auswertung der UAW-Meldungen berücksichtigt werden, auch wenn die Quantifizierung des Einflusses und die Abgrenzung von den Auswirkungen der eigentlichen Risikominimierungsmaßnahme eine Herausforderung darstellt.[124] Die Frage der Vergleichsbasis gestaltet sich umso schwieriger, wenn das Produkt bereits mit der zu betrachtenden Risikominimierungsmaßnahme zugelassen wurde, d.h. entsprechende Daten zu einer Zeit vor Einführung der Maßnahme nicht verfügbar sind. In diesem Fall ist es denkbar, durch die Methoden der Signalerkennung und den Vergleich mit anderen Produkten, die über ein ähnliches Risikoprofil verfügen, unterstützende

---

121 Vgl. Weidmann, Jüngst (1991), S. 17f.

122 Vgl. European Medicines Agency (2008), S. 34.

123 Vgl. ebenda, S. 49.

124 Vgl. Campostrini (2007), S. 309.

Aussagen für eine Bewertung zu erhalten.[125] Eine weitere methodische Herausforderung liegt in der Bewertung von Risikominimierungsmaßnahmen, die sich vorrangig auf Langzeiteffekte beziehen.[126] Die Zeitspanne, ab der eine Intervention im Sinne einer Risikominimierungsmaßnahme zu einem möglichen Erfolg führen kann, sollte ebenfalls bei der Definition von Kennzahlen und Zeitplänen für deren Erhebung berücksichtigt werden.
Die folgende Tabelle soll veranschaulichen, für welche Arten von Risikominimierungsmaßnahmen die Nutzung von Kennzahlen aus dem Bereich der UAW-Meldungen genutzt werden können.

Tabelle 6: Mögliche Kennzahlen zur Effektivitätsbewertung aus UAW-Datenbanken. Quelle: Eigene Darstellung.

Kategorie	Kennzahl
Allgemein	Anzahl von UAW zu dem Arzneimittel gesamt
	Anzahl von UAW zu dem Arzneimittel mit der zu betrachtenden UAW
	Anzahl von tödlichen / lebensbedrohlichen/ schwerwiegenden UAW zu dem Arzneimittel in einer spezifischen Altersgruppe (gesamt oder mit der zu betrachtenden UAW)
Patientenbezogen	Anzahl von UAW zu dem Arzneimittel in einer spezifischen Altersgruppe (gesamt oder mit der zu betrachtenden UAW)
	Anzahl von UAW zu dem Arzneimittel bei männlichen / weiblichen Patienten (gesamt oder mit der zu betrachtenden UAW)
Therapiebezogen	Anzahl von UAW zu dem Arzneimittel in einer spezifischen Indikation (gesamt oder mit der zu betrachtenden UAW)
	Anzahl von UAW zu dem Arzneimittel mit einer spezifischen Begleitmedikation (gesamt oder mit der zu betrachtenden UAW)
	Anzahl von UAW zu dem Arzneimittel mit einer spezifischen zugrundeliegenden Krankheit (gesamt oder mit der zu betrachtenden UAW)
	Anzahl von UAW zu dem Arzneimittel aufgrund von Überdosierung / Missbrauch / Fehlgebrauch (gesamt oder mit der zu betrachtenden UAW)

Bei der Wahl geeigneter Kennzahlen sollte die Verfügbarkeit und die Qualität der entsprechenden Daten möglichst vorab in den verwendeten Quellen überprüft werden. Es ist denkbar, dass die unternehmensinterne Datenbank über Felder verfügt, die in öffentlichen Datenbanken, wie der der FDA nicht vorhanden sind. Darüber hinaus sollte geprüft werden, wie oft vorhandene Felder in einer Datenbank mit der entsprechenden Information ausgefüllt werden und ob diese Informationen strukturiert auswertbar sind oder ob es sich beispielsweise um Freitextfelder handelt.

---

[125] Vgl. Bush et al. (2005), S. 15.

[126] Vgl. European Medicines Agency (2008), S. 49.

5.4.2 Kennzahlen bezüglich der Verordnungen

Eine weitere Möglichkeit zur Einschätzung eines arzneimittelbezogenen Risikos besteht darin, den Verbrauch von Arzneimitteln anhand der abgerechneten Verordnungen zu analysieren. Allerdings gilt dies nur für rezeptpflichtige Arzneimittel, da freiverkäufliche Arzneimittel in den Daten der Krankenkassen nicht erfasst sind.[127] Die Verfügbarkeit und der Umfang solcher Daten unterscheiden sich aufgrund der unterschiedlichen Gesundheitssysteme innerhalb der EU aber auch im Vergleich zur USA von Land zu Land. Um die Nutzung von Arzneimittelverbrauchsdaten exemplarisch zu analysieren, soll in den folgenden Abschnitten die Datenlage in Deutschland als Grundlage dienen.

5.4.2.1 Verfügbare Daten bezüglich Arzneimittelverordnungen

Daten bezüglich Verordnungen decken in der Regel lediglich den Bereich der verschreibungspflichtigen Arzneimittel ab, da freiverkäufliche Arzneimittel grundsätzlich nicht erstattungsfähig sind.[128,129, 130] Eine weitere Eingrenzung ist vorzunehmen, wenn die Abrechnungsdaten der gesetzlichen Krankenversicherungen (GKV) als Quelle dienen. Arzneimittel, die über Privatrezepte verschrieben wurden, werden im Regelfall nicht über die GKV abgerechnet und damit nicht erfasst. Die Verpflichtung der Apothekenrechenzentren, die Rezeptdaten monatlich an die Krankenkassen zu übermitteln, führt dazu, dass diese Daten zeitnah verfügbar sind.[131] Ebenso ist im Sozialgesetzbuch V geregelt, dass die dadurch erfassten Daten an Nutzungsberechtigte pseudonymisiert für gewisse Zwecke, unter anderem um die Qualität der Versorgung zu verbessern oder Längsschnittanalysen durchzuführen, zur Verfügung gestellt werden dürfen. Als Nutzungsberechtigte verstehen sich unter anderem die Spitzenorganisationen der Leistungserbringer sowie Institutionen, die sich der wissenschaftlichen Forschung widmen.[132] Daraus ergibt sich die Möglichkeit für den Arzneimittelhersteller, in Zusammenarbeit mit wissenschaftlichen Instituten, Daten analysieren zu lassen, die gegebenenfalls für die Effektivitätsbewertung genutzt werden können. Darüber hinaus ist der Austausch bestimmter Daten, die für geschlossene Rabattverträge nach § 130a Abs. 8 SGB V

---

[127] Vgl. SGB V (2011), § 31.
[128] Vgl. ebenda.
[129] Vgl. Richtlinie des Gemeinsamen Bundesausschusses (2011), §§ 12ff.
[130] Vgl. SGB V (2011), § 34.
[131] Vgl. Spitzenverband GAmSi (2011), 1.
[132] Vgl. SGB V (2011), § 303f.

von Bedeutung sind, zwischen Arzneimittelhersteller und Krankenversicherung gestattet.
Die Daten, die auf einem Rezept erfasst werden und damit als Datenbestand zur Verfügung stehen, sind begrenzt. Welche Informationen verpflichtend auf einem Rezept zu vermerken sind, ist in der Arzneimittelverschreibungsverordnung geregelt. Zunächst befinden sich auf einem Rezept Angaben zur ausstellenden Person, wie der Name, die Berufsbezeichnung des Arztes, die Anschrift sowie die Unterschrift oder elektronische Signatur. Neben dem Ausstellungsdatum enthält es ebenfalls Informationen zum Patienten inkl. Namen und Geburtsdatum. Bei Rezepten, die sich auf Fertigarzneimittel beziehen, sind zu dem betreffenden Arzneimittel der Name bzw. die Wirkstoffe inkl. Wirkstärke, die Darreichungsform sowie die verschriebene Menge zu vermerken. Ebenso ist die Gültigkeitsdauer des Rezeptes anzugeben.[133] Die Diagnose, auf Grund derer das Arzneimittel verordnet wurde, ist hingegen keine Pflichtangabe auf einem Rezept und wird auch nicht freiwillig vermerkt.
Die Abrechnungsdaten der Krankenkassen liegen im Gegensatz zu den Daten der UAW-Datenbank dem Arzneimittelhersteller nicht vor. Es gibt jedoch verschiedene Statistiken, wie z. B. die GKV-Arzneimittel-Schnellinformation (GAmSi) oder der Arzneimittelverordnungsreport, die Daten in aggregierter Form zur Verfügung stellen. Aufgrund des Datenschutzes, vor allem in Bezug auf persönliche Daten und solche, die für den Wettbewerb von Bedeutung sind, verstehen sich die Informationen eher als übergeordnete, zusammenfassende Daten.[134] Diese sind aber häufig nicht detailliert genug und weisen keinen Bezug zum individuellen Anwender auf. Während wenige Arzneimittel teils separat aufgeführt sind, gibt es für den Großteil der Arzneimittel nur zusammenfassende Daten, beispielsweise pro Stoffklasse oder Indikationsgebiet.[135] Eine weitere Möglichkeit, Zugriff auf Verordnungsdaten zu erhalten, ist die Zusammenarbeit mit Marktforschungsinstituten. Diese nutzen neben den Daten der GKV-Abrechnungen teilweise auch selbst erhobene Daten, die Abgaben über Privatrezepte und Abgaben ohne Rezepte einbeziehen.[136] Eine weitere Methode der Datengewinnung kann darin bestehen, mit einer wissenschaftlichen Institution zu kooperieren, die Auswertungen von Krankenkassendaten zu dem betroffenen Arzneimittel durchführt. Hierbei ist das Projekt des Bremer Institutes für Präventions- und Sozialmedizin zu nennen, welches

[133] Vgl. AMVV (2011), § 2.
[134] Vgl. Spitzenverband GAmSi (2011), 1.
[135] Vgl. Spitzenverband GAmSi (2011), 2.
[136] Vgl. IMS (2011).

die Daten verschiedener Krankenkassen in einer Datenbank zusammenfasst. Diese Daten sollen neben der Versorgungsforschung auch für pharmakovigilanzbezogene Studien genutzt werden und bieten Daten aus der stationären sowie ambulanten Versorgung zu ca. 13 Mio. Versicherten. Neben Daten zum pseudonymisierten Patienten, wie z.B. Alter und Geschlecht, sind zahlreiche Daten zu dem angewandten Arzneimittel, wie die Pharmazentralnummer, die Packungsgrößen und Abgabezeiträume, aber auch Informationen bezüglich der Diagnose verfügbar.[137, 138]

5.4.2.2 Nutzungsmöglichkeiten von Verordnungsdaten

Die eingeschränkte Verfügbarkeit von Verordnungsdaten stellt eine große Hürde für die Effektivitätsbewertung von Risikominimierungsmaßnahmen dar. Die öffentlich zugänglichen Statistiken sind aufgrund des geringen Detaillevels allein nicht verwendbar. Daten, die in Kooperation mit einer bestimmten Krankenkasse zur Verfügung gestellt werden, unterliegen der Frage der Repräsentativität, da sie nur Verordnungen einer Krankenkasse betrachten und damit nicht nur Abgaben ohne Rezept und auf Privatrezept, sondern auch Abgaben über die Rezepte anderer Krankenkassen ausschließen. Die Zusammenarbeit mit Marktforschungsunternehmen ist kostenintensiv und auch hier gilt es zu prüfen, ob die Daten für die aktuelle Fragestellung und das betroffene Arzneimittel repräsentativ und für Auswertungen nutzbar sind.

Ist die Hürde des Datenzugangs dennoch genommen, stellt sich die Frage, welche Informationen aus den Daten gewonnen werden können. Basierend auf den Angaben eines Rezeptes soll die folgende Tabelle mögliche Kennzahlen, die mit Hilfe von Verordnungsdaten gewonnen werden können, veranschaulichen.

---

137 Vgl. Deutsches Ärzteblatt (2007).

138 Vgl. Bremer Institutes für Präventions- und Sozialmedizin (2006).

Tabelle 7: Mögliche Kennzahlen zur Effektivitätsbewertung aus Verordnungsdaten. Quelle: Eigene Darstellung.

Kategorie	Kennzahl
Allgemein	Anzahl von Verordnungen zu dem Arzneimittel gesamt
Patientenbezogen	Anzahl von Verordnungen zu dem Arzneimittel in einer spezifischen Altersgruppe
	Anzahl von Verordnungen zu dem Arzneimittel bei männlichen / weiblichen Patienten
Arztbezogen	Anzahl von Verordnungen zu dem Arzneimittel von Verordnern einer spezifischen Fachgruppe
	Anzahl von Verordnungen zu dem Arzneimittel von Verordnern aus einer spezifischen Region
Therapiebezogen	Anzahl von Verordnungen zu dem Arzneimittel mit einer spezifischen Begleitmedikation
	Anzahl von Verordnungen zu dem Arzneimittel mit einer spezifischen Therapiedauer (Unter- oder Überschreitungen der empfohlenen Therapiedauer)
Präparatsbezogen	Anzahl von Verordnungen zu dem Arzneimittel bei gleichzeitiger Verordnung einer spezifischen Begleitmedikation
	Minimale / durchschnittliche / maximale Therapiedauer
	Anzahl von Verordnungen in einer spezifischen Dosierung (Überdosierung / Normaldosierung / Unterdosierung)

Da es sich, wie auch bei der Nutzung von UAW-Daten, um die Analyse von Sekundärdaten handelt, muss zunächst geprüft werden, ob sich die verfügbaren Daten zur Bearbeitung der aktuellen Fragestellung eignen.[139] Ebenso ist zu beachten, ob das betroffene Arzneimittel in den jeweils zu untersuchenden Ländern unter die Rezeptpflicht fällt. Ist dies nicht der Fall, bleibt zu klären, inwiefern die genutzten Quellen Daten zu freiverkäuflichen Arzneimitteln abdecken, sofern dies für die konkrete Fragestellung von Bedeutung ist. Als Vorteil von Verordnungsdatenbanken, die einen Bezug zum individuellen Patienten gestatten, ist zu nennen, dass es sich häufig um sehr große Datenbestände handelt, die zwar pseudonymisiert aber nicht anonymisiert sind, und dadurch patientenbezogene Auswertungen, wie beispielsweise Begleitmedikation oder Therapiedauer, zulassen.[140]

Die Bedeutung von Verordnungsdaten im Sinne von Nutzungsdaten gewinnt im Rahmen der Pharmakovigilanz international an Bedeutung, wie auch die ‚Sentinel Initiative' der FDA zeigt. Diese Initiative hat zum Ziel, ein elektronisches System zur Unterstützung der Pharmakovigilanz für vermarktete Produkte aufzubauen, das sich neben anderen Daten auch auf die der Krankenversicherungen stützt. Auf diese Weise soll eine Verbindung zwischen Informationen über die Nutzung von Arzneimitteln und den berichteten UAW geschaffen werden, mit deren Hilfe die Sicherheit eines Arzneimittels noch besser beobachtet und eingeschätzt werden kann. Eine solche Datenbasis soll es ermöglichen, noch proaktiver vorzugehen

139 Vgl. Janhsen (2004), S. 524.

140 Vgl. ebenda, S. 525.

und eventuelle Risiken eines Arzneimittels zeitnah und möglichst sicher einschätzen zu können. Zusätzlich zu den Daten der Versicherungen und den UAW-Meldungen sollen Daten aus Registern und elektronischen Patientenakten integriert werden.[141]

5.4.3 Generierung von neuen Arzneimittelanwendungsdaten

Neben den bereits vorhandenen Daten kann es unter Umständen notwendig und sinnvoll sein, im Rahmen der Effektivitätsbewertung eigene Daten zu generieren und diese zur Auswertung zu nutzen. Sowohl die FDA als auch die EMA beziehen sich in ihren Vorschlägen bezüglich der Effektivitätsbewertungen auf Kennzahlen, die nicht vollständig durch bereits vorhandene Daten abzudecken sind. Dies ist zum einen als Ergänzung zu den bestehenden Informationen denkbar und kann zum anderen zur Informationsgewinnung dienen, wenn vorhandene Quellen für die Zwecke der Effektivitätsbewertung nicht nutzbar sind.

5.4.3.1 Gewinnung von Daten

Beide Leitlinien, sowohl die europäische als auch die der FDA, schlagen als mögliche Bewertungsmethode Kennzahlen vor, die sich auf die erfolgreiche Verteilung von Informationen beziehen. Darüber hinaus ist die Nutzung von Umfragen, Interviews oder beschreibenden Studien vorgesehen, welche sich, abhängig von der Zielgruppe der Risikominimierungsmaßnahme, an Patienten oder an die Angehörigen der Heilberufe richten können. Diese sollen zeigen, ob effektiv kommuniziert wurde, die Inhalte verstanden wurden und das Verhalten der Zielgruppe entsprechend angepasst wurde.[142, 143] Als solches Mittel sind die KAB-Befragungen zu berücksichtigen, die, wie bereits in vorherigen Kapiteln erwähnt, an verschiedenen Punkten ansetzen und dadurch erlauben, Ursachen für mögliche Misserfolge so genau wie möglich zu identifizieren. Solche ‚Knowledge, Attitude and Behaviour' Studien sind auch als ‚Knowledge-Attitude-Practise' Methoden bekannt und basieren auf der Annahme, dass das Wissen und die Einstellung einer Person großen Einfluss auf das Verhalten haben.[144]

Medizinische Datenbanken können ähnlich wie die UAW-Datenbank eines Unternehmens Anhaltspunkte liefern, um zu überprüfen, ob und in welchem Ausmaß gegen Vorschriften oder Anwendungshinweise verstoßen wurde. So können ver-

---

[141] Vgl. U.S. Food and Drug Administration (2011), 2.

[142] Vgl. U.S. Department of Health and Human Services et al. (2009), S. 19.

[143] Vgl. European Medicines Agency (2008), S. 49.

[144] Vgl. Schneider, Cheslock (2003), S. 7.

schiedene Informationen pro Patient genutzt werden, um die Einhaltung von Vorgaben zu Ein- und Ausschlusskriterien für Patientenpopulationen oder Kontraindikationen bzw. Begleitmedikationen, die Wechselwirkungen auslösen können, nachzuvollziehen. Dazu ist es zwar denkbar, vorhandene Datenbanken zu nutzen, in vielen Fällen wird es aber nötig sein, neue Daten zu erheben, um den für die Beantwortung einer konkreten Fragestellung notwendigen Datenbestand zu erhalten.[145] Vor allem Risikominimierungsmaßnahmen, die den Zugang zu Arzneimitteln beschränken, bieten Potential für das Erfassen neuer Daten. So können zertifizierte Ärzte oder Apotheker bei Aufnahme in das Programm dazu verpflichtet werden, individuell relevante Daten zu dokumentieren, so dass diese später nachverfolgt werden können und für Auswertungen zu Verfügung stehen. Bei Aufnahme von Patienten in Behandlungsprogramme werden regelmäßige Arztbesuche gefördert. Dadurch kann die Erfassung wichtiger klinischer Parameter sowie der Umgebungseinflüsse besser dokumentiert werden. Je nach Risikominimierungsprogramm ist es auf diese Weise möglich, umfassende Informationen zum Verschreibungsverhalten der eingeschlossenen Ärzte, Abgabeverhalten der zertifizierten Apotheken sowie Daten über den Patienten und seinen Krankheitsverlauf in Erfahrung zu bringen.

5.4.3.2 Nutzungsmöglichkeiten selbst generierter Daten

Der Vorteil in der Neugewinnung von Daten liegt vor allem darin, dass Informationen abgefragt werden können, die durch verfügbare Datenbestände nicht abzudecken sind. Werden Studien, Befragungen oder Interviews speziell zum Zweck der Effektivitätsbewertung einer oder mehrerer Risikominimierungsmaßnahmen entwickelt, können zielgerichtet für die Analyse relevante Daten erhoben werden.
Als Nachteil dieser Methoden ist der dafür erforderliche Ressourcen- und Zeitaufwand zu betrachten. Während Daten zu UAW dem Unternehmen auf Grund der gesetzlich festgelegten Meldepflicht vorliegen und für Auswertungen lediglich in einer geeigneten Form aufbereitet werden müssen, erfordern neu zu generierende Datenbestände zum Teil umfangreiche Vorbereitungen, die eigentliche Durchführung sowie die Auswertung und Nachbereitung. Diesem hohen Aufwand kann zumindest teilweise entgegengewirkt werden, indem bereits bei der Entwicklung des Risikominimierungsplanes und den dazugehörigen Formalien berücksichtigt wird, welche Daten für eine spätere Effektivitätsbewertung notwendig sind und parallel erhoben werden können.

---

[145] Vgl. European Medicines Agency (2008), S. 49.

Darüber hinaus ist zu beachten, dass durch Interviews und Befragungen meist nur das Verständnis und die Meinung der Ärzte, Apotheker oder Patienten abgefragt werden kann. Inwiefern dies mit einer tatsächlichen Verhaltensänderung korreliert, ist dadurch nicht erfassbar. Wie vorab beschrieben, können diese Surrogatparameter dennoch von Bedeutung sein, da sie zu erfüllende Vorbedingungen darstellen, um das Ziel der Risikominimierung zu erreichen. Je nachdem, welche Methode für die Neugewinnung von Daten verwendet wird, müssen auch die damit einhergehenden methodischen Probleme berücksichtigt werden. So stellt sich vor allem bei Interviews, aber auch bei schriftlichen Befragungen, häufig das Problem des sozial erwünschten Antwortverhaltens. Dies beschreibt die Tendenz des Antwortenden, seine eigene Meinung so zu formulieren, wie er vermutet, dass es von dem Interviewer oder dem Befragenden erwartet wird.[146] Eine weitere Möglichkeit der Ergebnisverzerrung besteht darin, dass der Befragte sich unter Umständen nicht mehr vollständig an das Gefragte, beispielsweise die eingenommenen Arzneimittel, die angewandte Dosis etc. erinnert. Solche Einflüsse müssen bei der Neugewinnung von Daten berücksichtigt und durch sorgfältige Entwicklung der Methoden sowie der gewissenhaften Interpretation in ihrem Ausmaß minimiert werden.[147] Die Kennzahlen, die sich aus Primärdaten gewinnen bzw. ableiten lassen, können sowohl arzt- bzw. apotheker- oder patientenbezogen sein. Die folgende Tabelle fasst eine nicht abschließende Auflistung möglicher Kennzahlen, die aus Befragungen resultieren können, zusammen.

Tabelle 8: Mögliche Kennzahlen zur Effektivitätsbewertung aus neugewonnenen Daten. Quelle: Eigene Darstellung.

Kategorie	Kennzahl
Patientenbezogen	Anzahl von Patienten, die eine spezifische Kommunikation erhalten haben
	Anzahl von Patienten, die angeben, die kommunizierten Inhalte verstanden zu haben
	Anzahl von Patienten, die angeben, die kommunizierten Inhalte zu befolgen
	Anzahl von Patienten, die ein spezifisches Risiko richtig einschätzen
	Anzahl von Patienten, die ein spezifisches Risiko über- bzw. unterschätzen
Arztbezogen	Anzahl von Ärzten, die eine spezifische Kommunikation erhalten haben
	Anzahl von Ärzten, die angeben, die kommunizierten Inhalte verstanden zu haben
	Anzahl von Ärzten, die angeben, die kommunizierten Inhalte zu befolgen
	Anzahl von Ärzten, die angeben, ein spezifisches Risiko zu einem Arzneimittel verstanden zu haben
	Anzahl von Ärzten, die ein spezifisches Risiko über- bzw. unterschätzen

146 Vgl. FOCUS Magazin Verlag GmbH (2009).
147 Vgl. Gama (2008), S. 71.

Daten, die mit Hilfe umfangreicher Studien gewonnen werden können, sollen im folgenden Kapitel auf ihre Verwendung hin analysiert werden.

5.4.4 Aggregierte Kennzahlen

Als eine spezifische Methode der Pharmakoepidemiologie haben sich die ‚Drug Utilization studies' herausgebildet.[148] Die WHO definiert den Fokus dieser Studien als "the marketing, distribution, prescription, and use of drugs in a society, with special emphasis on the resulting medical, social and economic consequences"[149]. Ziel der Studien ist es demnach, den Gebrauch der Arzneimittel an den verschiedenen Ansatzpunkten ihres Vertriebsweges zu untersuchen und resultierende Konsequenzen in medizinischen, sozialen und ökonomischen Kontexten zu analysieren. Die Besonderheit dieses Ansatzes besteht jedoch darin, dass regional oder über den Zeitverlauf aggregierte Arzneimittelverbrauchsdaten keinen Bezug mehr zum individuellen Anwender zulassen. Insofern sind sie für die Zwecke der Pharmakovigilanz nur bedingt geeignet, da die daraus abgeleiteten Ergebnisse lediglich Schätzwerte zulassen.

5.4.4.1 Verfügbare Daten

Als Basis für ‚Drug Utilization Studies' dienen vorzugsweise aggregierte Arzneimittelverbrauchsdaten aus den verschiedenen Bereichen der Vertriebskette. Bereits verfügbare Daten, die durch Studien, Register, Patientenakten, Befragungen o.Ä. gewonnen wurden, können ebenfalls Verwendung finden. Darüber hinaus ist es möglich in Form von primärer Datenerhebung neue Datenbestände zu schaffen. In welchem Umfang nutzbare Daten bereits zur Verfügung stehen, ist von Land zu Land unterschiedlich und von dem dortigen Gesundheitssystem sowie den Anforderungen an die Forschung auf diesen Gebieten abhängig. Vorhandene Datenbanken für ‚Drug Utilization Studies' unterscheiden sich in ihrem Umfang sowie den enthaltenen Informationen. Während einige sich auf Daten aus kleineren Regionen oder einzelnen Ländern beschränken, gibt es ebenso Datenbanken, die internationale Datenbestände umfassen. Bezüglich des erfassten Inhaltes können Daten mit oder ohne Diagnosebezug, Patientenbezug und Therapieergebnissen vorhanden sein. Bei dem großen Spektrum an existenten Daten ist es notwendig, Struktur und Inhalt der verwendeten Quelle genau zu erfassen und vor der weiteren Nutzung zu charakterisieren.[150] Neben großen Datenbeständen aus dem Ver-

---

148 Vgl. Sjöqvist, Birkett (2004), S. 77.

149 World Health Organization (2003), S. 8.

150 Vgl. ebenda (2003), S. 20.

sorgungs- oder Abrechnungsprozess können auch Daten aus Krankenhäusern, Ärztehäusern und Apotheken sowie die bereits erwähnten Verschreibungsdaten als Basis für weitere Analysen dienen. Für die Neugewinnung von Daten steht ebenfalls eine Vielzahl von Methoden zur Verfügung (vgl. Kapitel 4.5.3).[151]
Da die Anforderungen an Risiko-Management und damit auch an Risikominimierung stetig steigen, sind solche Datenbanken als Grundlage für die begleitende Effektivitätsbewertung unabdingbar. Es ist davon auszugehen, dass auch die Verfügbarkeit solcher Daten stetig steigt.[152]

5.4.4.2 Nutzungsmöglichkeiten von aggregierten Arzneimittelverbrauchsdaten

Im Fokus von Drug Utilization-Studien können die Anwendungsmuster zu bestimmten Arzneimitteln, Besonderheiten der Anwendung und ggf. Merkmale der Patienten und Verordner sowie unter Umständen auch das direkte Ergebnis der Medikamenteneinnahme stehen, sofern entsprechende Daten erfasst wurden.[153]
Im Sinne der Effektivitätsbewertung von Risikominimierungsmaßnahmen lassen sich viele Ansatzpunkte erkennen, die die Nutzung von Kennzahlen aus diesen Studien sinnvoll erscheinen lassen. Eine Analyse der Anwendungsmuster kann beispielsweise Hinweise darauf geben, in welchem Ausmaß das Medikament adäquat verwendet wird und im Gegensatz dazu, wie häufig es zu Über- oder Unterdosierungen kommt. Dies setzt allerdings voraus, dass die individuelle Dosierung erfasst worden ist, was bei Arzneimittelverbrauchsdaten nicht der Fall ist, sondern nur durch individuelle, patientenbezogene Daten gewährleistet werden kann. Ebenso können Muster im Verschreibungsverhalten analysiert und mit den in der Risikominimierungsmaßnahme enthaltenen Vorgaben zur Anwendung des Arzneimittels abgeglichen werden. Auf diese Weise wird das Einhalten von Richtlinien und Vorgaben überprüft und es kann entsprechend reagiert werden. Darüber hinaus lassen sich in Kombination mit epidemiologischen Expositionsdaten UAW-Raten abschätzen, die die Anzahl der gemeldeten UAW in Relation zu dem Arzneimittelverbrauch setzen. Sind gleichzeitig Informationen zum Patienten verfügbar, kann geprüft werden, ob Vorgaben im Sinne von kontraindizierten Begleitmedikationen, Voruntersuchungen o.Ä. eingehalten werden. Die Verwendung von ‚Drug Utiliza-

151 Vgl. World Health Organization (2003), S. 23.
152 Vgl. European Medicines Agency (2008), S. 49.
153 Vgl. World Health Organization (2003), S. 8f.

tion Studies' wird von der WHO als Folgeaktivität zu Interventionen empfohlen, um deren Effekt auf einem hoch aggregierten Niveau zu messen.[154]

Die Vielzahl von verwendbaren Quellen birgt bei gewissenhafter Verwendung das Potential, kombinierte Kennzahlen zu erlangen, die einen starken Bezug zu häufigen Zielen der Risikominimierung darstellen und sich somit prinzipiell auch für die Effektivitätsbewertung eignen. Mögliche Kennzahlen können sich hierbei auf den Patienten, den Verschreiber oder das Arzneimittel selbst beziehen (vgl. Tab. 9).[155]

Tabelle 9: Mögliche Kennzahlen zur Effektivitätsbewertung aus Drug Utilization Studien. Quelle: Eigene Darstellung.

Kategorie	Kennzahl
Patientenbezogen	Anzahl von Verordnungen zu dem Arzneimittel in einer spezifischen Altersgruppe
	Anzahl von Verordnungen zu dem Arzneimittel bei männlichen / weiblichen Patienten
	Anzahl von Verordnungen zu dem Arzneimittel bei Patienten mit einem spezifischen Risikofaktor
Arztbezogen	Anzahl von Verordnungen zu dem Arzneimittel von Verordnern einer spezifischen Fachgruppe
	Anzahl von Verordnungen zu dem Arzneimittel von Verordnern aus einer spezifischen Region
	Anzahl von Verordnern innerhalb / außerhalb eines Risikominimierungsprogrammes
	Anzahl von Verordnern, die gegen die Vorgaben des Risikominimierungsprogrammes verstoßen (aufgeteilt je Vorgabe)
Therapiebezogen	Anzahl von Verordnungen zu dem Arzneimittel bei gleichzeitiger Verordnung einer spezifischen Begleitmedikation
	Minimale / durchschnittliche / maximale Therapiedauer
Präparatsbezogen	Anzahl von Verordnungen zu dem Arzneimittel in einer spezifischen Darreichungsform
	Anzahl von Verordnungen zu dem Arzneimittel in einer spezifischen Menge
	Anzahl von Verordnungen in einer spezifischen Dosierung (Überdosierung / Normaldosierung / Unterdosierung)

Dabei ist zu beachten, dass nicht in jeder Datenquelle alle Angaben vorhanden sind, so wird u.a. die Dosierung nicht immer erfasst.

Je nachdem, in welchem Umfang auf bereits vorhandene Quellen zurückgegriffen werden kann und wie groß der Umfang an Primärdatenerfassung ist, kann der Ressourcen- und Kostenaufwand stark variieren, insbesondere dann, wenn die verwendeten Datenbestände neu klassifiziert und/oder adjustiert werden müssen. Generell gilt, dass vor Verwendung der Ergebnisse von Drug Utilization Studies sorgfältig zu prüfen ist, welche Aussagekraft die zu Grunde liegenden Daten aufweisen und ob sie bezüglich inhaltlicher Präzision, Zeithorizont und regionaler Abdeckung zur Beantwortung einer konkreten Fragestellung geeignet sind.

[154] Vgl. World Health Organization (2003), S. 10.

[155] Vgl. ebenda, S. 13.

5.5 Potentielles Modell zur Effektivitätsbewertung von Risikominimierungsmaßnahmen

Basierend auf den analysierten Beispielen, auf den Vorgaben der Regularien sowie der vorhandenen Literatur soll im Folgenden ein Modell für die Effektivitätsbewertung von Risikominimierungsmaßnahmen aufgestellt werden. Dabei dienen methodische Ansätze von Campostrini aus dem Bereich der Gesundheitsförderung, veröffentlicht in „Global Perspectives on Health Promotion Effectiveness"[156] als Grundlage und werden durch Empfehlungen für die einzelnen Prozessschritte an das Umfeld der Pharmakovigilanz angepasst.[157] Die Ausgangssituation ist in beiden Bereichen sehr ähnlich. Mit Hilfe von Interventionen soll ein Risiko im gesundheitlichen Bereich minimiert und die Effektivität dieser Intervention im Nachhinein überprüft werden.[158] Die Übertragung der Grundgedanken aus dem Bereich der Gesundheitsförderung in den Bereich der Arzneimittelsicherheit wird deshalb als sinnvoll erachtet.

Im Vordergrund des Modells steht die Verwendung quantitativer Methoden, die stets durch qualitative Analysen ergänzt und vervollständigt werden können.

5.5.1 Definition eines Prozesses zur Effektivitätsbewertung

Campostrini unterscheidet vier verschiedene Teilprozesse eines Messprozesses: die Operationalisierung des Konzeptes, das Design der Messmethode, die Messung selbst sowie die Analyse der Daten. Im Rahmen dieser Arbeit werden diese Schritte in eine vorbereitende Phase, welche die Definition der erforderlichen Größen festlegt, sowie die Durchführungsphase, die zur Ermittlung dieser Daten beiträgt, unterteilt.

Übertragen auf den Bereich der Pharmakovigilanz liegt die Ausgangsbasis für den Prozess der Effektivitätsbewertung in der Festlegung der Ziele, da die Zielformulierung auch aus behördlicher Sicht einen bindenden Schritt darstellt.[159] Diese vorab definierten Ziele müssen anschließend messbar gemacht, d.h. mit geeigneten Kennzahlen hinterlegt werden. Zusätzlich zu der im Ursprungsmodell benannten Operationalisierung der Ziele wird die Zuordnung von sinnvollen Grenzwerten zu verschiedenen Kennzahlen vor der eigentlichen Messung als unerlässlich erachtet. Innerhalb der Vorbereitungsphase ist damit der Bedarf an Daten zur Effektivitäts-

---

[156] Campostrini (2007), S. 305ff.

[157] Vgl. ebenda.

[158] Vgl. ebenda.

[159] Vgl. U.S. Department of Health and Human Services et al. (2009), S. 9.

analyse definiert. Die Beschaffung der Daten erfolgt im zweiten Schritt, der Durchführung. Zunächst muss ein geeignetes Verfahren definiert werden, das die Beschaffung der erforderlichen Daten ermöglicht. Im Anschluss daran erfolgt die Durchführung der Datenerfassung selbst. Abschließend werden die erlangten Daten ausgewertet und interpretiert.[160] Die Ergebnisse dieser Bewertung dienen schließlich wieder als Basis für mögliche Veränderungen an dem Bewertungskonzept.

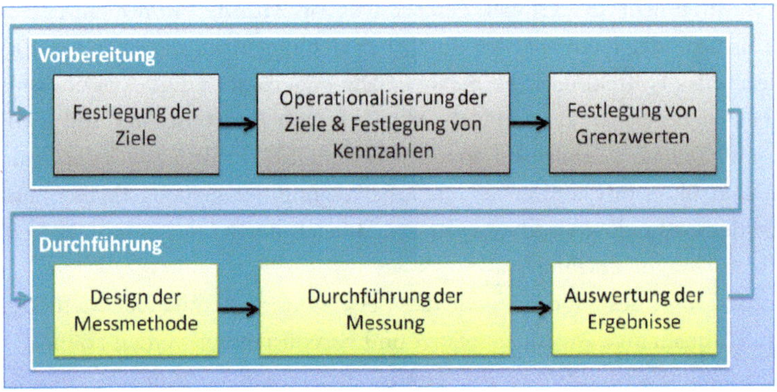

Abbildung 8: Prozess zur Effektivitätsbewertung.
Quelle: Eigene Darstellung in Anlehnung an Campostrini (2007), S. 307.

Wie die verschiedensten Einflussgrößen auf die einzelnen Schritte einwirken und welche Faktoren bei der Durchführung der Schritte im Rahmen der Effektivitätsbewertung von risikominimierenden Maßnahmen in der Pharmakovigilanz Beachtung finden sollten, wird in den folgenden Kapiteln beschrieben.

5.5.2 Vorbereitung der Effektivitätsbewertung

Die Ziele, die im Rahmen des REMS formuliert werden, sind häufig sehr allgemein verfasst (vgl. Kapitel 5.2.2.2). Um eine Effektivitätsbewertung durchzuführen, müssen diese Ziele jedoch konkretisiert und messbar gemacht werden.[161] Dies kann zum einen dadurch geschehen, dass ein Ziel in mehrere Teilziele aufgesplittet wird, wie in der folgenden Grafik exemplarisch dargestellt ist.[162]

---

160 Vgl. Campostrini (2007), S. 306ff.
161 Vgl. Schneider, Cheslock (2003), S. 11.
162 Vgl. Campostrini (2007), S. 308f.

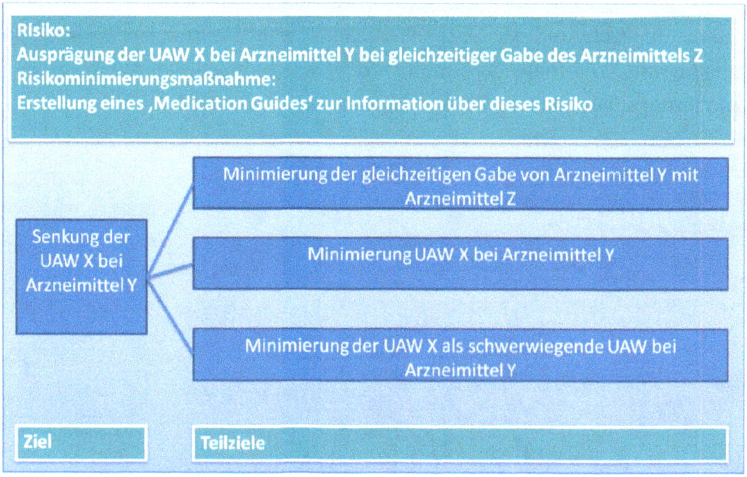

Abbildung 9: Beispielhafte Festlegung von Teilzielen.
Quelle: Eigene Darstellung in Anlehnung an Campostrini (2007), S. 307.

Die Teilziele sollten dabei möglichst konkret formuliert sein. Für die Senkung einer speziellen UAW, die vor allem bei gemeinsamer Gabe mit einem weiteren Arzneimittel auftritt, könnte dies zum Beispiel die Minimierung der gleichzeitigen Gabe beider Arzneimittel sein. Des Weiteren kann die Minimierung des Auftretens dieser UAW, allgemein oder auf die schwerwiegenden UAW begrenzt, ein Teilziel sein. Die formulierten Teilziele gilt es in den folgenden Schritten mit weiteren Parametern zu versehen, sodass konkrete, messbare Ziele als Basis für eine Effektivitätsbewertung definiert werden.
Zusätzlich zu der Formulierung von Teilzielen ist es möglich, neben der Erreichung des absoluten Ziels auch Meilensteine auf dem Weg dorthin zu formulieren. Sie allein belegen zwar nicht den Erfolg einer Risikominimierungsmaßnahme, erhöhen aber die Wahrscheinlichkeit, dass das angestrebte Ziel erreicht wird. Dies ist vor allem dann sinnvoll, wenn die direkte Messung des Erfolges, z. B. bei der Vermeidung von Langzeitschäden, erst nach einem sehr langen Zeitraum erfolgen kann.[163] Zwar ist auch aus behördlicher Sicht die direkte Messung des Erfolges stets zu bevorzugen. Falls das jedoch nicht möglich ist oder vor abschließenden Analysen zwischenzeitliche Aussagen notwendig sind, wird die Bewertung von Meilensteinen in Form von Surrogatparametern empfohlen.[164] Wie das konkrete

[163] Vgl. Campostrini (2007), S. 308ff.
[164] Vgl. European Medicines Agency (2008), S. 49.

Ziel lautet, ist dabei abhängig von dem vorherrschenden Risiko. Ein weiterer Einflussfaktor auf Ziele und Meilensteine ist die gewählte Form der Risikominimierungsmaßnahme. Die folgende Grafik verdeutlicht mögliche Meilensteine bei Risikominimierungsmaßnahmen aus dem Bereich der Kommunikation.

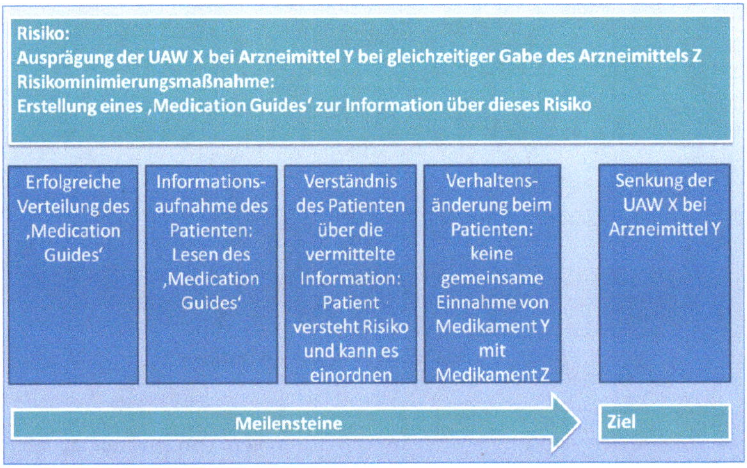

Abbildung 10: Beispielhafte Festlegung von Meilensteinen.
Quelle: Eigene Darstellung.

Das Festlegen von Meilensteinen und die Definition von Kennzahlen, die auf verschiedene Ansatzpunkte abzielen, wie beispielsweise bei der KAB-Analyse, erscheint auch sinnvoll, wenn sich das eigentliche Ziel direkt messen lässt. Zum einen können auf diese Art und Weise schnelle Zwischenergebnisse erzielt und ggf. rechtzeitig eingegriffen werden und zum anderen lassen sich Ursachen für einen möglichen Misserfolg der Risikominimierungsmaßnahme identifizieren. So kann beispielsweise die erfolgreiche Verteilung einer Kommunikation, z. B. eines ‚Medication Guides', erfolgt sein, aber die darin enthaltene Information führt nicht zur gewünschten Verhaltensänderung. Daraus lässt sich schlussfolgern, dass nicht die logistische Komponente der Informationsverteilung Verbesserungsbedarf zeigt, sondern die Information selbst.

Im Rahmen der Zielformulierung sollte ebenso die Zielgruppe benannt werden. Diese kann alle Patienten, die dieses Medikament konsumieren, abdecken oder aber nur eine spezielle Teilgruppe, wie beispielsweise Kinder, Ältere, Schwangere oder Menschen mit bestimmten Vorerkrankungen. Weitere mögliche Zielgruppen sind die betreuenden Ärzte oder Apotheker, die das betreffende Arzneimittel an Patienten abgeben.

Als nächstes gilt es, Kennzahlen zu definieren, die die Erreichung des Ziels, der Teilziele oder der Meilensteine widerspiegeln. Mögliche Kennzahlen, die der Effektivitätsbewertung dienen können, wurden ausführlich im Kapitel 5.4 diskutiert. Je erklärtes Ziel, Teilziel oder festgelegtem Meilenstein sollte mindestens eine Kennzahl definiert werden, für die entsprechende Daten verfügbar sind oder ermittelt werden können. Das Festlegen mehrerer Kennzahlen pro Ziel ermöglicht es, im Nachhinein eine größere Gewissheit über das Ergebnis zu erlangen, wenn alle Kennzahlen gleichgerichtete Ergebnisse liefern. Im Fall von gegensätzlichen Ergebnissen können sie Anlass zu weiteren Untersuchungen geben.
Schließlich sollte zu jeder Kennzahl ein bestimmter Schwellenwert festgelegt werden. Das Unter- bzw. Überschreiten dieser Grenzwerte stellt die mathematische Grundlage für die Erfolgsbewertung dar. Der Grenzwert kann dabei als absoluter Wert festgelegt werden. Beispielsweise können weniger als 100 UAW-Meldungen im Jahr zu einem Produkt und einer spezifischen UAW als erfolgreich gelten, wenn es vor Einleitung der Risikominimierungsmaßnahme deutlich mehr waren. Eine Alternative dazu ist es, einen relativen Wert festzulegen, wie beispielsweise eine Senkung der UAW-Meldungen um mindestens 50%. Die Schwierigkeit bei der relativen Betrachtung liegt in der Definition der Vergleichsgröße. Es ist nahezu unmöglich, eine Vorhersage darüber zu treffen, wie sich gewisse Größen ohne eine spezifische Intervention entwickelt hätten.[165] Die meisten Kennzahlen unterliegen ohnehin einer Vielzahl von Einflussfaktoren. So können andere Interventionen im Gesundheitsbereich, wie z. B. die Erstattungsfähigkeit, Einfluss auf die Verordnungszahlen nehmen. Die Anzahl gemeldeter UAW wird beeinflusst von den Absatzzahlen des Produktes, von der Aufmerksamkeit der Ärzte und Patienten gegenüber einer bestimmten unerwünschten Wirkung und von eventuellen Veränderungen in der Gesetzgebung zu Meldepflichten von UAW. Diese Nebeneinflüsse sind häufig nicht quantifizierbar und können daher das Ergebnis der Effektivitätsbewertung beeinflussen.[166] Nichtsdestotrotz ist bei Berücksichtigung dieser Störgrößen der Vergleich mit den Daten vor der Risikominimierungsmaßnahme der praktikabelste Weg.[167] Ebenso denkbar ist ein Vergleich mit der Entwicklung gewisser Kennzahlen bei anderen Arzneimitteln, die ein ähnliches Sicherheitsprofil aufweisen, sofern diese Daten zur Verfügung stehen.
Neben den genannten Parametern ist es ebenso wichtig, den zeitlichen Rahmen für die Zielerreichung festzulegen. Dies stellt sicher, dass der Zeitpunkt für die

---

165 Vgl. European Medicines Agency (2008), S. 49.

166 Vgl. Campostrini (2007), S. 309.

167 Vgl. European Medicines Agency (2008), S. 49.

Messung der festgelegten Kennzahlen der angestrebten Frist zur Zielerreichung entspricht.
Die folgende Tabelle soll für die genannten abstrakten Beispiele der Teilziele und Meilensteine verdeutlichen, wie eine Konkretisierung durch entsprechende Parameter erfolgen kann.

Tabelle 10: Definition und Konkretisierung von Teilzielen und Meilensteinen. Quelle: Eigene Darstellung.

Teilziel / Meilenstein	Zielgruppe	Kennzahl	Zielgröße	Frist
Minimierung der gleichzeitigen Gabe von Arzneimittel Y mit Arzneimittel Z	Alle Patienten, die Arzneimittel Y anwenden	Anteil der Verordnungen von Arzneimittel Y mit Begleitmedikation Z von allen Verordnungen zu Arzneimittel Y	Anteil <= 15%	1 Jahr
Minimierung UAW X bei Arzneimittel Y	Alle Patienten, die Arzneimittel Y anwenden	Anzahl UAW-Meldungen zu Arzneimittel Y mit Begleitmedikation Arzneimittel Z	Reduzierung um >= 50% gegenüber dem Vorjahr	1 Jahr
Minimierung der UAW X als schwerwiegende UAW bei Arzneimittel Y	Alle Patienten, die Arzneimittel Y anwenden	Anzahl UAW-Meldungen zu UAW X bei Arzneimittel Y	<= 50 UAW-Meldungen X pro Jahr	1 Jahr
Erfolgreiche Verteilung des ‚Medication Guides'	Alle Patienten, die Arzneimittel Y anwenden	Anteil der Packungen des Arzneimittels Y, die ohne ‚Medication Guide' an den Patienten abgeben wurden	Anteil = 0%	1 Monat
Informationsaufnahme des Patienten: Lesen des ‚Medication Guides'	Alle Patienten, die Arzneimittel Y anwenden	Anteil der Patienten, die angeben, den ‚Medication Guide' gelesen zu haben	Anteil = 100% der befragten Patienten	1 Quartal
Verständnis des Patienten über die vermittelte Information: Patient versteht Risiko und kann es einordnen	Alle Patienten, die Arzneimittel Y anwenden	Anteil der Patienten, die das Risiko der UAW X bei Einnahme des Arzneimittels Y korrekt wiedergeben können	Anteil >= 95% der befragten Patienten	1 Quartal
Verhaltens-änderung beim Patienten: keine gemeinsame Einnahme von Medikament Y mit Medikament	Alle Patienten, die Arzneimittel Y anwenden	Anteil der Patienten, die angeben, Arzneimittel Y gemeinsam mit Arzneimittel Z angewendet zu haben	Anteil <= 5% der befragten Patienten	1 Jahr

Essentiell ist, dass die Ziele und Zielgruppen, die dazu gehörigen Kennzahlen sowie die Grenzwerte und Fristen im Vorfeld der Durchführung der Risikominimierungsmaßnahme begründet und festgelegt werden. Dies ist zum einen nötig, um die Erfassung und spätere Verfügbarkeit der Daten für Auswertungen zu gewährleisten. Zum anderen dient diese Vorgehensweise der Objektivität. Liegen die Daten bereits vor, wenn Kennzahlen und Grenzwerte festgelegt werden, können diese potentiell die Definition von Erfolg und Misserfolg beeinflussen.

5.5.3 Durchführung der Effektivitätsbewertung

Basierend auf den definierten Kennzahlen gilt es im folgenden Schritt, eine geeignete Vorgehensweise festzulegen. Hierzu zählt zunächst die Wahl der Datenquelle. Einige ausgewählte Datenquellen wurden bereits im Kapitel 5.4 vorgestellt. Empfehlenswert ist, nach einer Zuordnung möglicher Datenquellen zu den definierten Kennzahlen zu überprüfen, welche der geeigneten Quellen bereits verfügbar und welche mit einer Neuerfassung von Daten verbunden sind. Zwar sollte das vorhandene Spektrum an Daten nicht der Treiber für die Wahl der Quelle und Methode sein. Gibt es jedoch mehrere geeignete Methoden, so sollte dieser ökonomische Faktor Berücksichtigung finden. Ebenso empfiehlt es sich, je nach Qualität der einzelnen Quelle, mehrere Datenquellen zur Generierung von Kennzahlen zu verwenden. Hierbei ergibt sich der Vorteil, dass gleichgerichtete Ergebnisse verschiedener Methoden einander bestärken, während gegensätzliche Ergebnisse Anlass für fortführende Analysen geben. Ein weiterer entscheidender Faktor bei der Wahl der Datenquelle sind die regulatorischen Anforderungen. Vor allem bei internationalen Unternehmen ist es wichtig, die Anforderungen der verschiedenen Behörden zu kennen, um mit den Effektivitätsbewertungen alle regulatorischen Anforderungen abzudecken. Im Fall der FDA sind konkrete Anforderungen für die Effektivitätsbewertung bei der Verwendung eines ‚Medication Guides' formuliert.[168] Aber auch bei anderen Behörden, wie beispielsweise der EMA, die zwar keine Mindestanforderungen stellen, aber Empfehlungen geben, empfiehlt es sich dennoch, diesen zu folgen.[169] Die Wahl der Datenquelle hängt demnach davon ab, welche Daten verfügbar sind, auf welchem Weg sie verfügbar gemacht werden können, welche Quellen geeignet sind, um die benötigten Kennzahlen zu erfassen sowie von den Anforderungen der Behörden.

Neben der Datenquelle bzw. der Erhebungsmethode für neue Daten sollte in diesem Schritt auch festgelegt werden, welche statistischen Methoden im späteren Prozess genutzt werden, um die Daten zu analysieren und auszuwerten. Die Festlegung auf diese Methoden im Vorhinein soll wiederum dazu beitragen, die Auswertung so objektiv wie möglich zu gestalten und nicht an den erfassten Daten auszurichten.

Ist die Methode zur Messung der Kennzahlen festgelegt, besteht der nächste Schritt in der Messung selbst. Bei der Erhebung der Daten ist der aktive Umgang mit Fehlern und Störgrößen entscheidend. Diese sind nicht vermeidbar und kön-

---

[168] Vgl. U.S. Department of Health and Human Services et al. (2009), S. 20.
[169] Vgl. European Medicines Agency (2008), S. 49.

nen je nach Ausmaß starken Einfluss auf das Ergebnis nehmen. Daher ist es unabdingbar, dass Störgrößen (Bias und Confounder), wann immer möglich, reduziert und Ausmaße von Fehlern quantifiziert werden. Auf diese Weise kann trotz vorhandener Fehler dennoch bei der Messung ein verwertbares Ergebnis erzielt werden.[170]

Schließlich gilt es, die gewonnen Daten mit Hilfe von Analyse und Interpretation in Informationen umzuwandeln, um Schlussfolgerungen über die Effektivität der Risikominimierungsmaßnahmen und potentielle Steuerungsvariationen treffen zu können. Hierbei ist es essentiell, die vorher festgelegten Methoden zur Datenanalyse zu berücksichtigen. Entscheidend für die Interpretation der Daten sowie jegliche Konsequenzen ist neben der Form der Datenerhebung auch die Einbeziehung möglicher Fehlerquellen und Störgrößen.[171]

Die Analyse und Interpretation der Ergebnisse dient im Wesentlichen zwei Zielen. Im Mittelpunkt steht, die aktuell betrachtete Risikominimierungsmethode in ihrer Effektivität zu bewerten und, wenn nötig, zu optimieren. Ein zweiter, nicht unwichtiger Zweck solcher Auswertungen ist es, für zukünftige Programme und Maßnahmen zu lernen. Aufgrund von Erfahrungen bezüglich des Erfolges von Risikominimierungsmaßnahmen lassen sich ‚Best Practices' ableiten, die als wertvoller Beitrag für die Wahl von zukünftigen Risikominimierungsmaßnahmen zu sehen sind.

5.5.4 Generelle Empfehlungen

Wie bereits erwähnt, ist die Wahl der Bewertungsmethode von einer Vielzahl von Einflussfaktoren abhängig. Nichtsdestotrotz ist es unerlässlich, geeignete Standards zu entwickeln. Die Regularien der EMA und FDA zu diesem Thema enthalten kaum Angaben zu standardisierten Methoden oder konkreten Anforderungen. Eine Standardisierung über die Grenzen einer Behörde hinweg ist ebenso wenig gegeben. Einigkeit scheint lediglich darüber zu herrschen, dass eine Effektivitätsbewertung zu erfolgen hat.[172,173] Solange aus regulatorischer Sicht keine Standards geschaffen sind, ist es empfehlenswert innerhalb eines Unternehmens oder gemeinsam mit verschiedenen Vertretern der Industrie solche zu vereinbaren. Dies unterstützt zum einen den Entscheidungsprozess im konkreten Bewertungsfall und liefert Orientierung für die Gestaltung der Effektivitätsbewertung. Zum ande-

---

170 Vgl. Campostrini (2007),S. 307.

171 Vgl. ebenda, S. 314f.

172 Vgl. U.S. Department of Health and Human Services et al. (2009), S. 18ff.

173 Vgl. European Medicines Agency (2008), S. 49.

ren kann eine Standardisierung zu einer erhöhten Vergleichbarkeit der Ergebnisse beitragen, da davon ausgegangen werden kann, dass bei gleichen Bedingungen die gleichen Bewertungsmethoden eingesetzt werden. Grundlage für solche Standards sollten neben den Empfehlungen und Vorschriften der Behörden die eigenen Erfahrungen sowie veröffentlichte Beispiele sein.[174] Aus den analysierten REMS lassen sich bereits einige solcher Standards ableiten, die in der folgenden Tabelle noch einmal zusammenfassend dargestellt werden.

Tabelle 11: Standards für die Effektivitätsbewertung von Risikominimierungsmaßnahmen. Quelle: Eigene Darstellung.

Risikominimierungs-maßnahme	Standard
Alle	Festlegung von mindestens zwei Kennzahlen pro Ziel / Teilziel / Meilenstein
	Nutzung von mindestens zwei Datenquellen zur Messung
	Analyse der UAW-Daten
Kommunikative Maßnahmen	Durchführung von Knowledge-Attitude-Behaviour-Umfragen
	Analyse der erfolgreichen Verteilung des Kommunikationsmittels
Zugangskontrolle	Analyse von Drug Utilization Daten
	Gewinnung und Analyse von Daten aus dem Risikominimierungsprogramm

Die Tabelle stellt nur einen Teil der Empfehlungen dar, was in Form von Standards festgelegt werden kann. Ob und in welchem Ausmaß sich dieses Schema auf einen konkreten Bewertungsfall anwenden lässt, hängt dabei von vielen Faktoren ab. Anpassungen auf die individuelle Situation und die gegebenen Umstände sind hierbei unabdingbar. Standards können jedoch helfen, Erfahrungen und Vorgaben einfließen zu lassen und den Prozess der Effektivitätsbewertung auf diese Weise zu unterstützen. Je detaillierter die Standards verfasst sind, desto mehr Orientierung können sie bieten. Umso größer ist aber auch die Wahrscheinlichkeit, dass im Einzelfall von diesen Standards begründet abgewichen werden muss.

5.6 Grenzen der Effektivitätsbewertung

Aufgrund der zahlreichen Einflussfaktoren ist es schwierig, eine Veränderung, wie beispielsweise die Erhöhung oder Verringerung gemeldeter UAW, auf eine oder wenige Ursachen zurückzuführen.[175] Dies führt dazu, dass vor allem die Effektivitätsbewertung einzelner Maßnahmen im Rahmen eines umfangreichen Programms nicht zweifelsfrei durchgeführt werden kann. Die Überprüfung des Erfolges von

---

174 Vgl. Schneider, Cheslock (2003), S. 11.

175 Vgl. Campostrini (2007), S. 309.

zuvor definierten Meilensteinen kann aber dazu beitragen, auch das Erfolgspotential einzelner Maßnahmen einzuschätzen.

Darüber hinaus ist eine Einschränkung in der Effektivitätsbewertung darin zu sehen, dass es durch mangelnde Transparenz nur schwer möglich ist, unternehmensübergreifend ‚Best Practices' abzuleiten und ausreichend aus vorangegangenen Aktivitäten zu lernen. Da diese Daten sehr sensibel sind, geht die Veröffentlichung von kritischen Daten aus der Effektivitätsbewertung eines REMS oder RMPs mit vielen Risiken einher. Grundsätzlich wäre mehr Transparenz auf diesem Gebiet wünschenswert, um aus vergangenen Plänen und Strategien zu lernen und die Wiederholung von Fehlern zu vermeiden.[176] Ein wichtiger Ansatz bezüglich der Transparenz ist der Artikel 106 der neuen EU-Directive, der unter anderem die Veröffentlichung zusammenfassender Berichte von EU-RMPs festlegt.[177] Neben der Verfügbarkeit der Informationen über die Risiken eines Produktes, sowie über Maßnahmen, die diese Risiken adressieren, ist die Verständlichkeit der Informationen nicht zu vernachlässigen. Werden Informationen der breiten Öffentlichkeit zur Verfügung gestellt, gilt es, diese in geeigneter Sprache und für den Laien verständlich darzustellen, um Missverständnisse und Fehlreaktionen zu vermeiden. Angesichts des teilweise sehr fachspezifischen Inhaltes der RMPs und REMS stellt dies eine große Herausforderung dar.

Des Weiteren ist auffällig, dass in den bisherigen REMS kein standardisierter Ansatz für die Effektivitätsbewertung zu erkennen ist. Ohne Zweifel ist es notwendig, im Einzelfall die Wahl der Bewertungsmethode und der verwendeten Kennzahlen auf das Produkt, das zugrundeliegende Risiko sowie die durchgeführte Risikominimierungsmaßnahme abzustimmen.[178, 179] Allerdings bergen fehlende Standards die Gefahr, dass das Ergebnis einer Effektivitätsbewertung zu stark von der Wahl der Methode abhängt und keine objektive Aussage getroffen werden kann. So ist zum Beispiel denkbar, dass eine Effektivitätsbewertung, die sich einzig auf die gemeldeten UAW stützt, zu einer negativen Bewertung führt, während im gleichen Fall beispielsweise eine KAB-Umfrage zu positiven Ergebnissen führen kann.

Eine weitere Schwierigkeit bei der Erfolgsbewertung stellt die Verfügbarkeit geeigneter Daten dar. Bei der Analyse von UAW-Daten muss stets berücksichtigt werden, dass nur die Entwicklung der gemeldeten, nicht aber die Entwicklung der tatsächlichen UAW untersucht werden kann. Die Nutzung der Verordnungsdaten ist

---

176 Vgl. Sakai, Van Doren (2010), S. 23.

177 Vgl. DIRECTIVE 2010/84/EU, Art. 106.

178 Vgl. European Medicines Agency (2008), S. 48.

179 Vgl. Bush et al. (2005), S. 28f.

zunächst durch ihre Zugänglichkeit eingeschränkt. Ohne Weiteres stehen die Daten den Arzneimittelherstellern nicht zur Verfügung. Die Erhebung von Primärdaten geht mit einem hohen Kosten- und Ressourcenaufwand einher und birgt, wie auch die anderen Datenquellen, das Potential für Fehler und Störgrößen. Abhilfe bezüglich der Datenverfügbarkeit schaffen Initiativen, die Daten zur Nutzung von Arzneimitteln erfassen und zur Verfügung stellen. Solche Datenquellen sind in verschiedenen Ländern bereits in unterschiedlichem Ausmaß vorhanden.[180] Ein besonders großes Potential für die umfangreiche Verfügbarkeit verschiedenster Daten im Zusammenhang bietet die Sentinel Initiative der USA.[181]

---

180 Vgl. Rønning et al. (2003), S. 844ff.

181 Vgl. U.S. Food and Drug Administration (2011), 2.

6. Schlussfolgerungen

Das Ziel der Risikominimierung im Rahmen des Risiko-Managements besteht im Wesentlichen darin, die Gefahren, die von einem Arzneimittel ausgehen, für den Patienten und die Bevölkerung soweit wie möglich zu reduzieren.[182] Auf diese Weise soll sichergestellt werden, dass der Nutzen eines Arzneimittels das Risiko übersteigt.[183] Dieses Ziel kann jedoch nur erreicht werden, wenn die ergriffenen Maßnahmen und Programme zur Risikominimierung effektiv sind. Um die Wirksamkeit von Risikominimierungsmaßnahmen sicherzustellen und, falls nötig, rechtzeitig einzugreifen sowie einzelne Maßnahmen anzupassen oder abzuändern, ist die Effektivitätsbewertung der Risikominimierungsmaßnahmen unabdingbar. Nur auf diese Weise kann die Sicherheit der Patienten gewährleistet und die vermeidbare Rücknahme von Arzneimitteln nach Marktzulassung verhindert werden.[184] Zudem kann die regulatorisch auferlegte Effektivitätsbewertung dazu beitragen, den zweckmäßigen Einsatz von Ressourcen auf dem Gebiet der Risikominimierung sicherzustellen. Die Durchführung von Risikominimierungsmaßnahmen ist häufig mit sehr hohem Aufwand verbunden. Die Überprüfung der Wirksamkeit dieser Maßnahmen, verbunden mit rechtzeitigem Gegensteuern, kann aber auch für den Hersteller eine Vergeudung von Ressourcen vermeiden.

Um im Rahmen der Effektivitätsbewertung möglichst objektive und vergleichbare Ergebnisse zu erhalten, ist die Standardisierung des Vorgehens und der Anwendung geeigneter Methoden essentiell. Die Wahl der Methode, der zu messenden Kennzahlen sowie die Durchführung der Analyse und die festgelegten Grenzwerte können die Ergebnisse der Effektivitätsbewertung in hohem Maße beeinflussen. Daher ist es notwendig, Rahmenbedingungen in Form von Standards vorzugeben. Die bisherigen regulatorischen Vorgaben werden diesen Ansprüchen nicht gerecht. Solange Vorgaben aus behördlicher Sicht fehlen, sollten Arzneimittelhersteller unternehmensinterne Standards schaffen, um zumindest innerhalb des Konzerns Orientierung zu bieten.

Eine Schwierigkeit bei der Vereinheitlichung von Prozessen und Methoden im Rahmen der Effektivitätsbewertung stellen die zahlreichen verschiedenen Einflussfaktoren dar. Abhängig von der gewählten Risikominimierungsmaßnahme, dem erklärten Ziel, der Zielgruppe sowie dem Arzneimittel selbst können verschiedene

---

182 Vgl. Moseley (2004), S. 506.

183 Vgl. European Medicines Agency (2008), S. 38.

184 Vgl. Frau et al. (2010), S. 789.

Methoden und Kennzahlen geeignet sein.[185] Dies weist darauf hin, dass standardisierte Prozesse nur einen groben Rahmen bilden können, von dem auch im Einzelfall eine begründete Abweichung möglich sein muss.
Um bei der Gestaltung zukünftiger Risikominimierungsmaßnahmen bereits aus Erfahrungen lernen zu können, ist die Transparenz der Ergebnisse von Effektivitätsbewertungen notwendig. Ist bekannt, welche Maßnahmen unter welchen Bedingungen zum Erfolg geführt haben, kann die Wiederholung von Fehlern vermieden werden. Je schneller effektive Maßnahmen zur Risikominimierung ergriffen werden können, desto kürzer sind Patienten unnötigen Risiken ausgesetzt. Aus diesem Grund ist es wünschenswert, dass wie die bereits öffentlich verfügbaren REMS auch die Ergebnisse der Effektivitätsbewertung zugänglich gemacht werden. Transparenz auf diesem Gebiet fördert darüber hinaus das Entstehen von ‚Best Practices' auf dem Gebiet der Effektivitätsbewertung. Hier können bereits vorhandene Erfahrungen die Wahl geeigneter Methoden und Kennzahlen unterstützen sowie Orientierung bieten.
Zusammenfassend lässt sich feststellen, dass sowohl auf dem Gebiet der Standardisierung als auch in Hinsicht auf die Transparenz bei der Effektivitätsbewertung von Risikominimierungsmaßnahmen noch Freiräume bestehen, die in absehbarer Zeit durch konkretisierende Empfehlungen geschlossen werden sollten. Bis dahin empfiehlt es sich für die Unternehmen, geeignete Prozesse intern sowie unternehmensübergreifend zu definieren, um die Entwicklungen im Bereich der Effektivitätsbewertung von Risikominimierungsmaßnahmen voranzutreiben.

185 Vgl. Bush et al. (2005), S. 14f.

Abbildungsverzeichnis

Tabellenverzeichnis

Abkürzungsverzeichnis

AERS	–	Adverse Event Reporting System
DHPC	–	Direct Healthcare Professional Communication
EMA	–	European Medicines Agency
ETASU	–	Elements to Assure Safe Use
FDA	–	Food and Drug Administration
FDAAA	–	Food and Administration Amendments Act of 2007
GAmSi	–	GKV-Arzneimittel-Schnellinformation
GKV	–	Gesetzliche Krankenversicherung
HCP	–	Healthcare Professional
ISO	–	International Organization for Standardization
KAB	–	Knowledge, Attitude and Behaviour
PL	–	Package Leaflet
REMS	–	Risk Evaluation and Mitigation Strategies
RiskMAP	–	Risk Minimization Action Plans
RMP	–	Risk Management Plan
SPC	–	Summary of Product Characteristics
UAW	–	unerwünschte Arzneimittelwirkung
WHO	–	World Health Organization

Literaturverzeichnis

AMVV (2011)
Verordnung über die Verschreibungspflicht von Arzneimitteln

Bahri, P. (2010)
Public Pharmacovigilance Communication, A Process Calling for Evidence-Based, Objective-Driven Strategies
In: Drug Safety, 2010, 33(12): 1065-1079.

Borg, J. et al. (2011)
Strengthening and Rationalizing Pharmacovigilance in the EU: Where is Europe Heading to? A review of the New EU Legislation on Pharmacovigilance
In: Drug Safety, 2011, 34(3): 187-197.

Breckenridge, A. (2003)
For the good of the patient: risks and benefits of medicines
In: Pharmacoepidemiology and Drug Safety, 2003, 12: 145-150.

Bush, J. K. et al. (2005)
The Art and Science of Risk Management, A US Research-Based Industry Perspective
In: Drug Safety, 2005, 28(1): 1-18.

Callréus, T. (2008)
On Pharmaceutical Risk Minimization
In: Drug Safety, 2008, 31(9): 737-742.

Campostrini, S. (2007)
Measurement and Effectiveness, Methodological Considerations, Issues and Possible Solutions
In: McQueen, Jones (Hrsg.); Global Perspectives on Health Promotion Effectiveness, 2007, New York, 305-324.

Council for International Organizations of Medical Sciences (2010)
Practical Aspects of Signal Detection in Pharmacovigilance: Report of CIOMS Working Group VIII
Geneva, 2010.

DIRECTIVE 2010/84/EU (2010)
Directive 2010/84/EU of the European Parliament and of the council

Craig, D. S. (2010)
The Food and Drug Administration Risk Evaluation and Mitigation Strategy
In: Journal of Pain & Palliative Care Pharmacotherapy, 2010, 24: 145–148.

Eisenhardt, K. M. (1989)
Building Theories from Case Study Research
In: The Academy of Management Review, 1989, Vol. 14, No. 4, 532-550.

European Medicines Agency (2008)
VOLUME 9A of The Rules Governing Medicinal Products in the European Union, Guidelines on Pharmacovigilance for Medicinal Products for Human Use

Frau, S. et al. (2010)
Risk Management Plans: are they a tool for improving drug safety?
In: European Journal of Clinical Pharmacology, 2010, 66: 785-790.

Gama, H. (2008)
Drug Utilization Studies
In: Arquivos de medicina, 2008, 22(2/3): 69-74.

Garbe, E.; Suissa, S. (2005)
Pharmacoepidemiology
In: Pigeot, Ahrens (Hrsg.): Handbook of epidemiology, 2005, Berlin, Heidelberg, 2. Auflage, S. 1225-1266.

Goldman, S. A. (2004)
Communication of Medical Product Risk, How Effective is Effective Enough?
In: Drug Safety, 2004, 27(8): 519-534.

Härmark, L.; van Grootheest, A. C. (2008)
Pharmacovigilance: methods, recent developments and future perspectives
In: European Journal of Clinical Pharmacology, 2008, 64: 743-752.

ICH E2B ver. 2.0 (2005)
Revision of the ICH Guideline on Clinical Safety Data Management: Data Elements for the Transmission of Individual Case Safety Reports

ICH E2D ver. 3.8 (2003)
Post-Approval Safety Data Management: Definitions and Standards for Expedited Reporting

International Organization for Standardization (2009)
ISO/IEC Guide 73

Janhsen, K. (2004)
Public-Health-Forschung mit Arzneimitteldaten gesetzlicher Krankenkassen
In: Bundesgesundheitsblatt - Gesundheitsforschung – Gesundheitsschutz, 2004,47: 521-525.

Kurzenhäuser, S.; Epp, A. (2009)
Wahrnehmung von gesundheitlichen Risiken, Psychologische und soziale Einflussfaktoren
In: Bundesgesundheitsblatt, 2009, 52: 1141–1146.

Leufkens, H. G.; Egberts, A. C. (2008)
Pharmacovigilance: from signal to action
In: De Broe et al. (Hrsg.): Clinical Nephrotoxins, Renal Injury from Drugs and Chemicals, 2008, New York, 3. Auflage, S. 85-90.

Medicines and Healthcare products Regulatory Agency (2009)
Good Pharmacovigilance Practice Guide
London, 3. Auflage, 2009.

Moseley, J. N. S. (2004)
Risk Management – A European Regulatory Perspective
In: Drug Safety, 2004, 27(8): 499-508.

Reinke, T. (2011)
Stakeholder Say FDA Must Change REMS Program, Standardization, a central database, and quick reporting are thought to improve safety
In: Managed Care, 2011, March: 8-9.

Richtlinie des Gemeinsamen Bundesausschusses (2011)
Richtlinie des Gemeinsamen Bundesausschusses über die Verordnung von Arzneimitteln in der vertragsärztlichen Versorgung (Arzneimittel-Richtlinie / AM-RL)

Rønning, M. et al. (2003)
Problems in collecting comparable national drug use data in Europe: the example of antibacterials
In: European Journal of Clinical Pharmacology, 2003, 58: 843-849.

Rosenkranz, F.; Missler-Behr, M. (2005)
Unternehmensrisiken erkennen und managen, Einführung in die quantitative Planung
Berlin, Heidelberg, New York, 2005.

Sakai, S.; Van Doren, S. (2010)
The REMS in Practice: Recent Trends
In: Regulatory Focus 2010, July: 18-23.

Schneider, B.; Cheslock, N. (2003)
Measuring Results, Executive Summary
San Francisco, 2003.

SGB V (2011)
Sozialgesetzbuch (SGB) Fünftes Buch (V) - Gesetzliche Krankenversicherung

Sjöqvist, F.; Birkett, D. (2004)
Drug Utilization
In: du Souich, Orme, Erill (Hrsg.), The IUPHAR Compendium of Basic Principles For Pharmacological Research in Humans, 2004, Irvine, 76-84.

Tsintis, P.; La Mache, E. (2004)
CIOMS and ICH Initiatives in Pharmacovigilance and Risk Management, Overview and Implications
In: Drug Safety, 2004, 27(8): 509-517.

U.S. Department of Health and Human Services et al. (2009)
Guidance for the Industry, Format and Content of Proposed Risk Evaluation and Mitigation Strategies (REMS), REMS Assessment, and Proposed REMS Modification

Uhl, K.; Honig, P. (2001)
Risk management of marketed drugs: FDA and the interface with the practice of medicine
In: Pharmacoepidemiology and Drug Safety, 2001, 10: 205-208.

Vogt, E. M. (2002)
Effective Communication of Drug Safety Information to Patients and the Public, A New Look
In: Drug Safety, 2002, 25(5): 313-321.

Weidmann, E.; Jüngst, G. (1991)
Erfassung und Bewertung von Arzneimittelrisiken durch Spontanmeldungen
In: Infection, 1991, 19(1): 16-18.

World Health Organization (2003)
Introduction to Drug Utilization Research
Oslo, 2003.

Wrona, T. (2005)
Die Fallstudienanalyse als wissenschaftliche Forschungsmethode
Berlin, 2005.

Internetverzeichnis

Alibhai, A. (2011)
URL: *http://ashiqalibhai.com/risk-mitigation-vs-risk-minimization/.*
Accessed: 2011-06-18. (Archived by WebCite® at
http://www.webcitation.org/5zXLwMail)

Bibliographisches Institut GmbH (2011)
URL: *http://www.duden.de/rechtschreibung/Risiko.*
Accessed: 2011-06-18. (Archived by WebCite® at
http://www.webcitation.org/5zXJlEN8T)

Bremer Institutes für Präventions- und Sozialmedizin (2006)
URL: *http://www.bips.uni-bremen.de/data/scharnetzky_vortrag_ws_241106.pdf.*
Accessed: 2011-09-10. (Archived by WebCite® at
http://www.webcitation.org/61aTmIYF7)

Council for International Organizations of Medical Sciences (2011)
URL: *http://www.cioms.ch/activities/frame_working_Group_IX.htm.*
Accessed: 2011-06-26. (Archived by WebCite® at
http://www.webcitation.org/5zjRUn9Dm)

Deutsches Ärzteblatt (2007)
URL: *http://www.aerzteblatt.de/v4/news/news.asp?id=29250.*
Accessed: 2011-09-09. (Archived by WebCite® at
http://www.webcitation.org/61ZUACOdb)

FOCUS Magazin Verlag GmbH (2009)
URL: *http://www.medialine.de/deutsch/wissen/medialexikon.php?snr=7038.*
Accessed: 2011-06-27. (Archived by WebCite® at
http://www.webcitation.org/5zkcOdQ7X)

Griffith, E. (2004)
URL: *http://www.fujitsu.com/downloads/SVC/fc/article/pharma-risk-mgmt.pdf.*
Accessed: 2011-06-26. (Archived by WebCite® at
http://www.webcitation.org/5zjVqy3O4)

IMS (2011)
URL: *http://://www.imshealth.de/sixcms/detail.php/66.*
Accessed: 2011-06-27. (Archived by WebCite® at
http://www.webcitation.org/5zkbgl5Oy)

Meda Pharmaceuticals (2010)
URL: *http://www.fda.gov/downloads/Drugs/DrugSafety/PostmarketDrugSafetyInformationforPatientsandProviders/UCM238774.pdf.*
Accessed: 2011-06-26. (Archived by WebCite® at
http://www.webcitation.org/5zjVfgAc4)

ProStrakan (2011)
URL: *http://www.fda.gov/downloads/Drugs/DrugSafety/PostmarketDrugSafetyInformationforPatientsandProviders/UCM240001.pdf.*
Accessed: 2011-06-26. (Archived by WebCite® at
http://www.webcitation.org/5zjTWddTW)

Silarx Pharmaceuticals Inc (2009)
URL: *http://www.fda.gov/downloads/Drugs/DrugSafety/PostmarketDrugSafetyInformationforPatientsandProviders/UCM187133.pdf.*
Accessed: 2011-06-26. (Archived by WebCite® at
http://www.webcitation.org/5zjVLSAlD)

Spitzenverband GAmSi (2011), 1
URL: *http://webcitation.org/archive.php.*
Accessed: 2011-06-27. (Archived by WebCite® at
http://www.webcitation.org/5zkbC6Ik9)

Spitzenverband GAmSi (2011), 2
URL: http://www.gkv-gamsi.de/upload/GAmSi-Bericht_KV_Berlin_2011_02_1744.pdf.
Accessed: 2011-06-27. (Archived by WebCite® at
http://www.webcitation.org/5zkbauGzk)

U.S. Food and Drug Administration (2009)
URL: *http://www.fda.gov/Drugs/GuidanceComplianceRegulatoryInformation/Surveillance/AdverseDrugEffects/default.htm.*
Accessed: 2011-06-27. (Archived by WebCite® at
http://www.webcitation.org/5zkatPn4q)

U.S. Food and Drug Administration (2011), 1
URL: *http://www.fda.gov/Drugs/DrugSafety/PostmarketDrugSafetyInformationforPatientsandProviders/ucm111350.htm.*
Accessed: 2011-05-18. (Archived by WebCite® at
http://www.webcitation.org/5yljjNo07)

U.S. Food and Drug Administration (2011), 2
URL: http:*//www.fda.gov/Safety/FDAsSentinelInitiative/ucm2007250.htm.*
Accessed: 2011-06-27. (Archived by WebCite® at
http://www.webcitation.org/5zkcEoLu2)

Warner Chilcott (US), LLC (2011)
URL: *http://www.fda.gov/downloads/Drugs/DrugSafety/PostmarketDrugSafety_InformationforPatientsandProviders/UCM241722.pdf.*
Accessed: 2011-06-26. (Archived by WebCite® at
http://www.webcitation.org/5zjTtBW2h)

World Health Organization (2011)
URL: http://www.who.int/medicines/areas/quality_safety/safety_efficacy/pharmvigi/en/.
Accessed: 2011-06-18. (Archived by WebCite® at
http://www.webcitation.org/5zXGgxwBG)

Anhang

Anhang 1: Angaben zum Assessment in REMS

Name	Application	Date REMS Approved	REMS Components	Assessment
Abstral (fentanyl) Sublingual Tablets (PDF - 4702KB)1	NDA 22-510	01.07.2011	medication guide, elements to assure safe use, implementation system	no
Actemra (tocilizumab) Injection (PDF - 456KB)2	BLA 125276/22, 23	01.08.2010	communication plan	no
Actonel (risedronate sodium) Tablets (PDF - 56KB)3	NDA 20-835/S-042, S-043	1/25/2011	medication guide	no
Actonel with Calcium (risedronate sodium and calcium carbonate) Tablets (PDF - 33KB)4	NDA 21-823/S-006, S-007	1/25/2011	medication guide	no
Actoplus Met (pioglitazone hydrochloride and metformin hydrochloride) Tablets (PDF - 13KB)5	NDA 21-842/S-011; 22-024	9/14/2009; modified 10/21/2009	medication guide	no
Actoplus Met XR (pioglitazone and metformin) Extended-Release Tablets (PDF - 115KB)6	NDA 22-024/S-002	5/12/2009; modified 12/22/2010	medication guide	no
Actos (pioglitazone hydrochloride) Tablets (PDF - 85KB)7	NDA 21-073/S-035	9/9/2009; modified 2/3/2011	medication guide	no
Advair Diskus (fluticasone propionate and salmeterol xinafoate inhalation powder) (PDF - 314KB)8	NDA 21-077/S-041	4/30/2008; modified 1/4/2011	medication guide, communication plan	no
Advair HFA (fluticasone propionate and salmeterol xinafoate inhalation powder) (PDF - 322KB)9	NDA 21-254/S-012	7/31/2008; modified 9/15/2009, 1/4/2011	medication guide, communication plan	no
Ampyra (dalfampridine) Extended-Release Tablets (PDF - 60KB)10	NDA 22-250	1/22/2010	medication guide, communication plan	no
Androgel (testosterone) Gel (PDF - 90KB)11	NDA 21-015/S-028	9/18/2009; modified 3/10/2011	medication guide	no
Androgel (testosterone) 1.62% Gel (PDF - 98KB)12 New!	NDA 22-309	4/29/2011	medication guide	no
Aplenzin (buproprion hydrobromide) Extended-Release Tablets (PDF - 31KB)13	NDA 22-108	4/23/2008	medication guide	no
Aranesp (darbepoetin alfa) Injection (PDF - 11288KB)14	BLA 103951/5197	2/16/2010	medication guide, communication plan, elements to assure safe use, implementation system	no
Atelvia (risedronate sodium) Delayed-Release Tablets (PDF - 30KB)15	NDA 22-560/S-001, S-002	1/25/2011	medication guide	no
Avandamet (rosiglitazone maleate and metformin16 hydrochloride) Tablets (PDF - 96KB)17	NDA 21-410/S-025	12.02.2008	medication guide	no
Avandaryl (rosiglitazone maleate and glimepiride) Tablets (PDF - 96 KB)18	NDA 21-700/S-008	12.02.2008	medication guide	no
Avelox (moxifloxacin) Tablets and I.V. Solution (PDF - 20KB)19	NDA 21-085/S-042; 21-277/S-036	4/27/2009	medication guide	No
Axiron (testosterone) Topical Solution (PDF - 37KB)20	NDA 22-504/S-002	11/23/2010; modified 3/31/2011	medication guide	No
Banzel (rufinamide) Tablets and Oral Suspension (PDF - 56KB)21	NDA 21-911/S-007; 201367	11/14/2008; modified 11/8/2010, 3/3/2011	medication guide	No

Boniva (ibandronate sodium) Injection (PDF - 29KB)22	NDA 21-858/S-009	1/25/2011	medication guide	No
Boniva (ibandronate sodium) Tablets (PDF - 33KB)23	NDA 21-455/S-011	1/25/2011	medication guide	No
Botox/Botox Cosmetic (onabotulinumtoxinA) Injection (PDF - 148KB)24	BLA 103000/5215	7/31/2009; modified 3/9/2010, 10/15/2010	medication guide, communication plan	No
Brovana (arformoterol tartrate) Inhalation Solution (PDF - 217KB)25	NDA 21-912/S-015	6/2/2010; modified 2/1/2011, 2/16/2011	medication guide, communication plan	No
Butrans (buprenorphine) Transdermal System (PDF - 382KB)26	NDA 21-306/S-001	6/30/2010	medication guide, elements to assure safe use	No
Byetta (exanatide) Injection (PDF - 30KB)27	NDA 21-773/S-009, S-011, S-017, S-018, S-022, S-025; 21-919	10/30/2009	medication guide, communication plan	No
Cambia (diclofenac potassium) Oral Solution (PDF - 39KB)28	NDA 22-165	6/17/2009	medication guide	Yes
Carbatrol (carbamazepine) Extended-Release Capsules (PDF - 38KB)29	NDA 20-712/S-031	1/26/2011	medication guide	No
Celontin (methsuximide) Capsules (PDF - 91KB)30	NDA 10-592/S-022	10.11.2010	medication guide	No
Chantix (varenicline) Tablets (PDF - 85KB)31	NDA 21-928/S-014, S-017	10/19/2009; modified 4/22/2010	medication guide	No
Cimzia (certolizumab pegol) Lyophilized powder for solution for subcutaneous injection (PDF - 250KB)32	BLA 125160/92	modified 12/31/2008, 5/13/2009, 11/3/2009	medication guide, communication plan	No
Cipro (ciprofloxacin) Tablets, Oral Suspension, I.V. Solution, and Extended-Release Tablets (PDF - 19KB)33	NDA 19-537/S-070; 19-847/S-044; 19-857/S-051; 20-780/S-028; 21-473/S-025	4/27/2009	medication guide	No
Colcrys (colchicine) Tablets (PDF - 14KB)34	NDA 22-351	7/30/2009	medication guide	No
Colcrys (colchicine) Tablets (PDF - 43KB)35	NDA 22-352/S-004	7/29/2009; modified 4/29/2010	medication guide	No
Colcrys (colchicine) Tablets (PDF - 36KB)36	NDA 22-353	10/16/2009	medication guide	No
Copegus (ribavirin) Tablets (PDF - 29KB) 37	NDA 21-511/S-020	6/9/2010; modified 10/8/2010	medication guide	No
Creon (pancrelipase) Delayed-Release Capsules (PDF - 124KB)38	NDA 20-725/S-007	4/30/2009; modified 8/12/2010	medication guide	No
Darvon Capsules, Darvon-N Tablets, and Darvocet-N (propoxyphene) Tablets (PDF - 22KB)39	NDA 10-997/S-051, S-052; 16-062/S-041, S-042; 17-122/S-061, S-062	9/25/2009	medication guide	No
Dilantin (phenytoin) Oral Suspension (PDF - 87KB)40	NDA 8762/S-038	1/17/2011	medication guide	No
Duetact (pioglitazone hydrochloride and glimepiride) Tablets (PDF - 22KB)41	NDA 21-925/S-007	09.09.2009	medication guide	No
Dulera (mometasone furoate and formoterol fumarate) Inhalation Aerosol (PDF - 334KB)42	NDA 22-518	6/22/2010	medication guide, communication plan	No
Dysport (abobotulinumtoxinA) Injection (PDF - 1020KB)43	BLA 125274/0, 125274/1	4/29/2009	medication guide, communication plan	Yes
Edluar (zolpidem tartrate) Sublingual Tablets (PDF - 47KB)44	NDA 21-997/S-002	3/13/2009; modified 12/17/2010	medication guide	Yes
Effient (prasugrel) Tablets (PDF - 67KB)45	NDA 22-307/S-002	7/10/2009; modified 4/16/2010, 12/6/2010	medication guide, communication plan	No

Embeda (morphine sulfate and naltrexone hydrochloride) Extended-Release Capsules (PDF - 47KB)46	NDA 22-321	8/13/2009	medication guide, communication plan	No
Enbrel (etanercept) for Subcutaneous Injection (PDF - 35KB)47	BLA 103795/5445	6/23/2008; modified 6/3/2010, 7/20/2010, 10/13/2010	medication guide, communication plan	No
Entereg (alvimopan) Capsules (PDF - 2120KB)48	NDA 21-775	modified 2/5/2009	communication plan, elements to assure safe use, implementation system	Yes
Epogen/Procrit (epoetin alfa) Injection (PDF - 11181KB)49	BLA 103234/5199	2/16/2010	medication guide, communication plan, elements to assure safe use, implementation system	No
Epzicom (abacavir sulfate and lamivudine) Tablets (PDF - 269KB)50	NDA 21-652/S-010, S-012	3/9/2009; modified 8/4/2010, 2/2/2011	medication guide	No
Equetro (carbamazepine) Extended-Release Capsules (PDF - 32KB)51	NDA 21-710/S-008	10/24/2010	medication guide	No
Exalgo (hydromorphone hydrochloride) Extended-Release Tablets (PDF - 1660KB)52	NDA 21-217	3/1/2010; modified 3/24/2010	medication guide, elements to assure safe use	No
Extavia (interferon beta-1b) (PDF - 47KB)53	BLA 125290/0	8/14/2009	medication guide	No
Extraneal (icodextrin) Intraperitoneal Solution (PDF - 2411KB)54	NDA 21-321/S-020, S-021	03.08.2011	medication guide, elements to assure safe use, implementation system	No
Factive (gemifloxacin) Tablets (PDF - 48KB)55	NDA 21-158/S-014	4/27/2009	medication guide	No
Forteo (teriparatide [rDNA origin]) Injection (PDF - 115KB)56	NDA 21-318/S-012	7/22/2009	medication guide, communication plan	No
Fortesta (testosterone) Gel (PDF - 30KB)57	NDA 21-463	12/29/2010	medication guide	No
Fosamax (alendronate sodium) Oral Solution and Tablets (PDF - 28KB)58	NDA 20-560/S-060; NDA 21-575/S-020	1/25/2011	medication guide	No
Fosamax Plus D (alendronate sodium and cholecalciferol) Tablets (PDF - 28KB)59	NDA 21-762/S-013	1/25/2011	medication guide	No
Gabitril (tiagabine hydrochloride) Tablets (PDF - 28KB)60	NDA 20-646/S-017	10.11.2010	medication guide	No
Gilenya (fingolimod) Capsules (PDF - 439KB)61	NDA 22-527	9/21/2010	medication guide, communication plan	No
Gralise (gabapentin) Tablets (PDF - 30KB)62	NDA 22-544	1/28/2011	medication guide	No
HalfLytely Bisacodyl Bowel Prep Kit (bisacodyl, polyethylene glycol 3500, potassium chloride, sodium bicarbonate, sodium chloride) (PDF - 24KB)63	NDA 21-551/S-013	7/16/2010	medication guide	No
H.P. Acthar Gel (repository corticotropin) Injection (PDF - 56KB)64	NDA 22-432	10/15/2010	medication guide	No
Humira (adalimumab) Injection (PDF - 1620KB)65	BLA 125057/128	4/8/2010; modified 3/14/2011	medication guide, communication plan	No
Infergen (interferon alfacon-1) (PDF - 28KB)66	BLA 103663/5069	8/7/2009; modified 7/2/2010	medication guide	No
Intron A (interferon alfa-2b) (PDF - 206KB)67	BLA 103132/5143	5/2/2008; modified 8/7/2009, 2/1/2011	medication guide	No

Invirase (saquinavir mesylate) Capsules and Tablets (PDF - 30KB)68	NDA 20-628/S-033; 21-785/S-010	10.06.2010	medication guide	No
Isotretinoin Capsules (PDF - 315KB)69	List of application numbers and sponsors (PDF - 21KB)70	10/22/2010	medication guide, elements to assure safe use, implementation system	No
Kalbitor (ecallentide) Injection (PDF - 355KB)71	BLA 125277/32	12.01.2009	medication guide, communication plan	No
Kaletra (lopinavir and ritonavir) Tablets and Oral Solution (PDF - 382KB)72	NDA 21-906/S-032; 21-251/S-039	4/6/2009; modified 1/29/2010, 4/27/2010, 6/14/2010, 2/24/2011	medication guide	No
Keppra, Keppra XR (levetiracetam) Tablets, Extended-Release Tablets, Oral Solution, and Injection (PDF - 36KB)73	NDA 21-035/S-078, S-080; 21-505/S-021, S-024	4/23/2009	medication guide	No
Ketek (telithromycin) Tablets (PDF - 30KB)74	NDA 21-144/S-013, S-014	12.08.2010	medication guide	No
Klonopin (clonazepam) Tablets and Orally Disintegrating Tablets (PDF - 46KB)75	NDA 17-533/S- 046, S-048; 20-813/S-006, S-007	09.01.2010	medication guide	No
Krystexxa (pegloticase) Injection (PDF - 889KB)76	BLA 125293/001	9/14/2010; modified 10/19/2010	medication guide, communication plan	No
Lamictal (lamotrigine) Tablets, Chewable Dispersible Tablets, and Orally Disintegrating Tablets (ODT) (PDF - 307KB)77	NDA 20-241/S-043, S/044; 20-764/S-036, S-037; 22-251/S-005, S-006	4/23/2009, 5/8/2009, 5/29/2009, 10/24/2010	medication guide	No
Letairis (ambrisentan) Tablets (PDF - 3562KB)78	NDA 22-081/S-017	5/29/2009; modified 7/1/2009,8/5/2009, 8/24/2010, 10/13/2010, 3/3/2011	medication guide, elements to assure safe use, implementation system	No
Levaquin (levofloxacin) Tablets, Injection, and Oral Solution (PDF - 34KB)79	NDA 20-634/ S-053; 20-635/ S-058; 21-721/ S-021	4/27/2009	medication guide	no
Lotronex (alosetron hydrochloride) Tablets (PDF - 18MB)80	NDA 21-107/S-014	09.02.2010	medication guide, elements to assure safe use, implementation system	no
Lumizyme (alglucosidase alfa) (PDF - 71KB)81	BLA 125291	5/24/2010	communication plan, elements to assure safe use, implementation system	no
Meridia (subutramine hydrochloride) Capsules (PDF - 250KB)82	NDA 20-632/S-034, S-035	08.04.2010	medication guide	no
Metoclopramide Oral Solution (PDF - 24KB)83	ANDA 73-680/S-018	09.11.2009	medication guide	no
Metoclopramide Oral Solution (PDF - 31KB)84	ANDA 74-703/S-007	9/15/2009	medication guide	no
Metoclopramide Oral Solution (PDF - 24KB)85	ANDA 72-744/S-011	9/15/2009	medication guide	no
Metoclopramide Oral Solution (PDF - 24KB)86	ANDA 71-402/S-008	9/16/2009	medication guide	no
Metozolv ODT (metoclopramide hydrochloride) Orally Disintegrating Tablets (PDF - 21KB)87	NDA 22-246	09.04.2009	medication guide	no
Morphine Sulfate Oral Solution (PDF - 25KB)88	NDA 22-195/S-002	1/25/2010	medication guide	no
Multaq (dronedarone) Tablets (PDF - 96KB)89	NDA 22-425/S-005	7/1/2009; modified 2/11/2011	medication guide, communication plan	no
Myobloc (rimabotulinumtoxinB) Injection (PDF - 361KB)90	BLA 103846/5120	7/31/2009	medication guide, communication plan	no
Mysoline (primidone) Tablets (PDF - 30KB)91	NDA 9170/S-035	7/21/2010	medication guide	no

Neurontin (gabapentin) Capsules, Tablets, and Oral Solution (PDF - 106KB)92	NDA 20-235/S-043; 20-882/S-030; 21-129/S-029	10.11.2010	medication guide	no
Noroxin (norfloxacin) Tablets (PDF - 22KB)93	NDA 19-384/S-054	4/27/2009	medication guide	no
Nplate (romiplostim) for Subcutaneous Injection (PDF - 436KB)94	BLA 125268/28, 36	8/22/2008; modified 8/14/2009, 3/23/2010	medication guide, communication plan, elements to assure safe use, implementation system	yes
Nuvigil (armodafinil) Tablets (PDF 717KB)95	NDA 21-875/S-005, S-008, S-015	10/21/2010	medication guide, communication plan	no
Oleptro (trazadone hydrochloride) Extended-Release Tablets (PDF-18KB)96	NDA 22-411	02.02.2010	medication guide	no
Onsolis (fentanyl buccal soluble film) (PDF - 6039KB)97	NDA 22-266/S-001	7/16/2009; modified 7/1/2010	medication guide, communication plan, elements to assure safe use, implementation system	no
Osmoprep (sodium phosphate, dibasic anhydrous and sodium phosphate, monobasic, monohydrate) Tablets (PDF - 28KB)98	NDA 21-892/S-004	10/13/2009	medication guide, communication plan	no
Oxycodone Hydrochloride Oral Solution (PDF - 26KB)99	NDA 200535	10/20/2010	medication guide	no
Oxycontin (oxycodone hydrochloride) Controlled-Release Tablets (PDF - 596KB)100	NDA 22-272/S-006	4/5/2010; modified 6/29/2010, 11/15/2010	medication guide, elements to assure safe use	no
Pancreaze (pancrelipase) Delayed-Release Capsules (PDF - 35KB)101	NDA 22-523	04.12.2010	medication guide	no
Peganone (ethotoin) Tablets (PDF - 126KB)102	NDA 10-841/S-022	06.07.2010	medication guide	no
Pegasys (peginterferon alfa-2a) (PDF - 21KB)103	BLA 103964/5183	10/31/2008; modified 8/7/2009, 5/24/2010, 2/23/2011	medication guide	no
PegIntron (peginterferon alfa-2b) (PDF - 206KB)104	BLA 103949/5201	12/11/2008; modified 8/7/2009, 2/1/2011	medication guide	no
PegIntron Rebetol Combopack (Peginterferon alfa-2b, Redipen Single-dose Delivery System and Rebetol Ribavirin) (PDF - 512KB)105	BLA 125196/0	6/13/2008	medication guide	yes
Pennsaid (diclofenac sodium) Topical Solution (PDF - 22KB)106	NDA 20-947/S-002	11/4/2009; modified 3/25/2010	medication guide	no
Perforomist (formoterol fumarate) Inhalation Solution (PDF - 621KB)107	NDA 22-007/S-005	02.01.2011	medication guide, communication plan	no
Plavix (clopidogrel bisulfate) Tablets (PDF - 73KB)108	NDA 20-839/S-052	02.01.2011	medication guide	no
Prolia (denosumab) Injection (PDF - 187KB)109	BLA 125320	06.01.2010	medication guide, communication plan	no
Promacta (eltrombopag) Tablets (PDF - 9624KB)110	NDA 22-291/S-001	11/20/2008; modified 3/5/2010, 2/25/2011	medication guide, elements to assure safe use, implementation system	in a different section
Propylthiouracil (propylthiouracil) Tablets (PDF - 18KB)111	NDA 06-188/S-020	04.01.2010	medication guide	no
Proquin XR (ciprofloxacin) Extended-Release Tablets (PDF - 23KB)112	NDA 21-744/S-012	4/27/2009	medication guide	no
Provigil (modafinil) Tablets (PDF - 717KB)113	NDA 20-717/S-030, S-034, S-036	10/21/2010	medication guide, communication plan	no

Qualaquin (quinine sulfate) Capsules (PDF - 161KB)114	NDA 21-799/S-011	6/15/2010	medication guide, communication plan	no
Rapamune (sirolimus) Oral Solution and Tablets (PDF - 27KB)115	NDA 21-083/S-044, S-047; NDA 21-110/S-055, S-057	11/23/2010	medication guide	no
Rebetol (ribivarin) Capsules and Oral Solution (PDF - 210KB)116	NDA 20-903/S-046; 21-546/S-002	11/6/2009; modified 10/28/2010	medication guide	no
Reclast (zoledronic acid) Injection (PDF - 33KB)117	NDA 21-817/S-009	1/25/2011	medication guide	no
Reglan ODT (metoclorpramide hydrochloride) Orally Disintegrating Tablets (PDF - 42KB)118	NDA 21-793/S-005	09.04.2009	medication guide	no
Reglan (metoclopramide hydrochloride) Tablets (PDF - 13KB)119	NDA 17-854/S-052	09.04.2009	medication guide	no
Remicade (infliximab) Vial (PDF - 211KB)120	BLA 103772/5281	11/18/2009; modified 2/17/2011	medication guide, communication plan	no
Revlimid (lenalidomide) Capsules (PDF - 3819KB)121	NDA 21-880/S-013	08.03.2010	medication guide, elements to assure safe use, implementation system	no
Roferon-A Interferon (alfa-2a, recombinant) Injection (PDF - 16KB)122	BLA 103145/5089	8/28/2009	medication guide	no
Rozerem (ramelteon) Tablets (PDF - 27KB)123	NDA 21-782/S-008, S-009, S-010	10/20/2008	medication guide	no
Sabril (vigabatrin) Tablets and Oral Solution (PDF - 1533KB)124	20-427/S-002	8/21/2009; modified 1/18/2011	medication guide, communication plan, elements to assure safe use, implementation system	no
Samsca (tolvaptan) Tablets (PDF - 305KB)125	NDA 22-275	5/19/2009	medication guide, communication plan	no
Serevent Diskus (salmeterol xinafoate) Inhalation Powder (PDF - 308KB)126	NDA 20-692/S-035	11/18/2010	medication guide, communication plan	no
Seroquel (quetiapine) Tablets (PDF - 19KB)127	NDA 20-639/S-045, S-046	12.02.2009	medication guide	no
Seroquel XR (quetiapine) Extended-Release Tablets (PDF - 19KB)128	NDA 22-047/S-011, S-016, S-017, S-019, S-022	12.02.2009	medication guide	no
Silenor (doxepin) Tablets (PDF - 60KB)129	NDA 22-036	3/17/2010	medication guide	no
Soliris (eculizumab) Injection (PDF - 122KB)130	BLA 125166/44	06.04.2010	medication guide, elements to assure safe use	no
Stelara (ustekinumab) Injection (PDF - 1691KB)131	BLA 125261/13	9/25/2009; modified 12/30/2009, 10/20/2010	medication guide, communication plan	no
Suboxone (buprenorphine and naloxone) Sublingual Film (PDF - 960KB)132	NDA 22-410	8/30/2010	medication guide, elements to assure safe use, implementation system	in a different section
Suprep Bowel Prep Kit (sodium sulfate, potassium sulfate, and magnesium sulfate) Oral Solution (PDF - 28KB)133	NDA 22-372	08.05.2010	medication guide	no
Sutent (sunitinib) Capsules (PDF - 108KB)134	NDA 21-938/S-010, S-011, S-S-014, S-015	07.01.2010	medication guide	no
Symbicort (budesonide and formoterol) Inhalation Aerosol (PDF - 1569KB)135	NDA 21-929/S-019	2/27/2009; modified 2/16/2011	medication guide, communication plan	no
Symbyax (olanzapine and fluoxetine) Capsules (PDF - 10KB)136	NDA 21-520/S-012	3/19/2009	medication guide	no
Tapentadol Tablets (PDF - 222KB)137	NDA 22-304	11/20/2008	medication guide	no

Tasigna (nilotinib) Capsules (PDF - 9399KB)138	NDA 22-068/S-006	3/15/2010; modified 6/17/2010, 1/14/2011	medication guide, communication plan	no
Tegretol and Tegretol-XR (carbemazepine) Tablets, ChewableTablets, Suspension, and Extended-Release Tablets (PDF-41KB)139	NDA 16-608/S-100, S-102; 18-281/S-049, S-050; 18-927/S-041, S-042; 20-234/S-031, S-033	03.03.2011	medication guide	no
Testim (testosterone) Gel (PDF - 22KB)140	NDA 21-454/S-008	9/18/2009	medication guide	no
Thalomid (thalidomide) Capsules (PDF - 5402KB)141	NDA 20-785/S-039	08.03.2010	medication guide, elements to assure safe use, implementation system	no
Topamax (topiramate) Tablets and Sprinkle Capsules (PDF - 31KB)142	NDA 20-505/S-040, S-045; 20-844/S-035, S-037	4/23/2009; modified 3/4/2011	medication guide	no
Tracleer (bosentan) Tablets (PDF - 1000KB)143	NDA 21-290/S-018	8/7/2009; modified 2/19/2010	medication guide, elements to assure safe use, implementation system	no
Tranxene (clorazepate dipotassium) Tablets (PDF - 44KB)144	NDA 17-105/S-076	06.07.2010	medication guide	no
Treximet (sumatriptan succinate and naproxen sodium) Tablets (PDF - 112KB)145	NDA 21-926	4/15/2008	medication guide	yes
Trileptal (oxcarbazepine) Tablets and Suspension (PDF - 39KB)146	NDA 21-014/S-015, S-019, S-022, S-024, S-025, S-027, S-028; 21-285/S-009, S-013, S-015, S-018, S-019, S-020, S-022	03.03.2011	medication guide	no
Trilipix (fenofibric acid) Delayed-Release Capsules (PDF - 123KB)147	NDA 22-224/S-003	12/15/2008; modified 9/14/2010	medication guide	no
Trizivir (abacavir sulfate, lamivudine, and zidovudine) Tablets (PDF - 474KB)148	NDA 21-205/S-023	3/9/2009; modified 8/4/2010, 3/31/2011	medication guide	no
Tyzeka (telbivudine) Oral Solution (PDF - 35KB)149	NDA 22-154/S-003	4/28/2009; modified 9/10/2010	medication guide	no
Tyzeka (telbivudine) Tablets (PDF - 35KB)150	NDA 22-011/S-006	1/23/2009; modified 9/10/2010	medication guide	no
Vandetanib (vandetanib) Tablets (PDF - 6MB)151 New!	NDA 22-405	04.06.2011	medication guide, communication plan, elements to assure safe use, implementation system	no
Venlafaxine hydrochloride Extended- Release Tablets (PDF - 156KB)152	NDA 22-104	5/20/2008	medication guide	yes
Vibativ (telavancin) Injection (PDF - 57KB)153	NDA 22-110	09.11.2009	medication guide, communication plan	no
Victoza (liraglutide) Injection (PDF - 141KB)154	NDA 22-341	1/25/2010	medication guide, communication plan	no
Videx, Videx EC (didanosine) Delayed-Release Capsules and Oral Solution (PDF - 136KB)155	NDA 20-156/S-046; 21-183/S-023	1/25/2010	medication guide	no
Viibryd (vilazodone hydrochloride) Tablets (PDF - 27KB)156	NDA 22-567	1/21/2011	medication guide	no
Vimpat (lacosamide) Injection, Oral Solution, and Tablets (PDF - 35KB)157	NDA 22-253/S-006; 22-254/S-003; 22-255	10/28/2008; modified 4/20/2010	medication guide	no

Viramune (nevirapine) Tablets, Oral Suspension, and Extended-Release Tablets (PDF - 33KB)158	NDA 20-636/S-037; 20-933/S-028; 201152	6/24/2008; modified 1/13/2010, 7/20/2010, 1/7/2011, 3/25/2011	medication guide	no
Visicol (sodium phosphate, dibasic anhydrous and sodium phosphate, monobasic, monohydrate) Tablets (PDF - 28KB)159	NDA 21-097/S-014	10/13/2009	medication guide, communication plan	no
Vivitrol (naltrexone) Extended-Release Injectable Suspension (PDF - 27KB)160	NDA 21-897/S-015	3/22/2010; modified 10/12/2010	medication guide	no
Wellbutrin, Wellbutrin SR (bupropion hydrochloride) Tablets and Sustained-Release Tablets (PDF - 124KB)161	NDA 18-644/S-041; 20-358/S-048	2/26/2010	medication guide	no
Wellbutrin XL (bupropion hydrochloride) Extended-Release Tablets (PDF - 92KB)162	NDA 21-515/S-025	2/26/2010	medication guide	no
Xenazine (tetrabenazine) Tablets (PDF - 57KB)163	NDA 21-894/S-001, S-002	8/15/2008; modified 12/1/2009	medication guide, communication plan	no
Xeomin (incobotulinumtoxinA) Injection (PDF - 55KB)164	BLA 125360/0, 125360/1	7/30/2010	medication guide, communication plan	yes
Xiaflex (collagenase clostridium histolyticum) Injection (PDF - 2290KB)165	BLA 125338	2/2/1010	medication guide, communication plan	no
Xolair (omalizumab) Injection (PDF - 50KB)166	BLA 103976/5180	7/24/2009; modified 12/21/2010	medication guide	no
Yervoy (ipilimumab) Injection (PDF - 31KB)167	BLA 125377	3/25/2011	communication plan	no
Zarontin (ethosuximide) Capsules (PDF - 88KB)168	NDA 12-380/S-032	9/14/2010	medication guide	no
Zenpep (pancrelipase) Delayed-Release Capsules (PDF - 30KB)169	NDA 22-210	8/27/2009	medication guide	no
Zerit (stavudine) Capsules and Oral Solution (PDF - 30KB)170	NDA 20-412/S-036; 20-413/S-028	12.10.2010	medication guide	no
Ziagen (abacavir sulfate) Tablets and Oral Solution (PDF - 35KB)171	NDA 20-977/S-020; 20-978/S-024	7/18/2008; modified 8/4/2010	medication guide	no
Zipsor (diclofenac potassium) Capsules (PDF - 27KB)172	NDA 22-202	6/16/2009	medication guide	no
Zolpimist (zolpidem tartrate) Oral Spray (PDF - 35KB)173	NDA 22-196/S-003	12/19/2008; modified 10/11/2010	medication guide	no
Zonegran (zonisamide) Capsules (PDF - 28KB)174	NDA 20-789/S-024, S-026	4/23/2009; modified 4/19/2010	medication guide	no
Zortress (everolimus) Tablets (PDF - 161KB)175	NDA 21-560	4/20/2010	medication guide, communication plan	no
Zyban (bupropion hydrochloride) Sustained-Release Tablets (PDF - 97KB)176	NDA 20-711/S-034	2/26/2010	medication guide	no
Zyprexa, Zyprexa Zydis (olanzapine) Tablets (PDF - 41KB)177	NDA 20-592/S-040, S-041; 21-086	3/19/2009; modified 12/4/2009	medication guide	no
Zyprexa Relprevv (olanzapine) Extended-Release Injection (PDF -98KB)178	NDA 22-173/S-004	12/11/2009; modified 7/8/2010	medication guide, communication plan, elements to assure safe use, implementation system	no

Anhang 2: Risikominimierungsmaßnahmen in REMS

Name	Communication Plan	Medication Guide	Elements to Assure Safe Use
Cambia (diclofenac potassium) Oral Solution (PDF - 39KB)28		yes	
Dysport (abobotulinumtoxinA) Injection (PDF - 1020KB)43	yes	yes	
Edluar (zolpidem tartrate) Sublingual Tablets (PDF - 47KB)44		yes	
Entereg (alvimopan) Capsules (PDF - 2120KB)48	yes		yes
Nplate (romiplostim) for Subcutaneous Injection (PDF - 436KB)94	yes	yes	yes
PegIntron Rebetol Combopack (Peginterferon alfa-2b, Redipen Single-dose Delivery System and Rebetol Ribavirin) (PDF - 512KB)105		yes	
Treximet (sumatriptan succinate and naproxen sodium) Tablets (PDF - 112KB)145		yes	
Venlafaxine hydrochloride Extended- Release Tablets (PDF - 156KB)152		yes	
Xeomin (incobotulinumtoxinA) Injection (PDF - 55KB)164	yes	yes	

Anhang 3: Effektivitätsbewertung in REMS

Name	Instrumente Effektivitäts-bewertung	Befragung	Analyse der Neben-wirkungs-daten	Analyse von Drug Utilization Data	Analyse der Verteilung des medication guides
Cambia (diclofenac potassium) Oral Solution (PDF - 39KB)28	survey (patients)	yes			
Dysport (abobotulinumtoxinA) Injection (PDF - 1020KB)43	Analysis of adverse event data (including medication errors, overdose etc.) in general		yes		
Edluar (zolpidem tartrate) Sublingual Tablets (PDF - 47KB)44	survey (patients)	yes			
Entereg (alvimopan) Capsules (PDF - 2120KB)48	survey (HCP) Analysis of adverse event data (including medication errors, overdose etc.) for a specific event Analysis of Drug Utilization Data	yes	yes	yes	
Nplate (romiplostim) for Subcutaneous Injection (PDF - 436KB)94	Analysis of Drug Utilization Data Analysis of distribution data Analysis of adverse event data (including medication errors, overdose etc.) for specific events Analysis of prescriber compliance Analysis of audit data Analysis of patient data (diagnosis, therapies,...) Report on Dispensing and distribution of medication guide survey (patients) survey (HCP)	yes	yes	yes	yes
PegIntron Rebetol Combopack (Peginterferon alfa-2b, Redipen Single-dose Delivery System and Rebetol Ribavirin) (PDF - 512KB)105	survey (patient) Report on Dispensing and distribution of medication guide report on failures to adhere to distribution and dispensing requirements	yes			yes
Treximet (sumatriptan succinate and naproxen sodium) Tablets (PDF - 112KB)145	survey (patient) Report on Dispensing and distribution of medication guide report on failures to adhere to distribution and dispensing requirements	yes			yes
Venlafaxine hydrochloride Extended-Release Tablets (PDF - 156KB)152	survey (patient) Report on Dispensing and distribution of medication guide report on failures to adhere to distribution and dispensing requirements	yes			yes
Xeomin (incobotulinumtoxinA) Injection (PDF - 55KB)164	survey (patient) survey (HCP) Report on Dispensing and distribution of medication guide report on failures to adhere to distribution and dispensing requirements Analysis of Drug Utilization Data Analysis of adverse event data (including medication errors, overdose etc.) for specific events	yes	yes	yes	yes

Anhang 4: Kennzahlen zur Effektivitätsbewertung in REMS

Name	Metrics
Cambia (diclofenac potassium) Oral Solution (PDF - 39KB)28	Sample size and confidence associated with that sample size •How the sample will be determined (selection criteria) •The expected number of patients to be surveyed •How the participants will be recruited •How and how often the surveys will be administered •Explain controls used to minimize bias •Explain controls used to compensate for the limitations associated with the methodology •The survey instruments (questionnaires and/or moderator's guide). •Any background information on testing survey questions and correlation to the messages in the Medication Guide.
Dysport (abobotulinumtoxinA) Injection (PDF - 1020KB)43	the number and nature of reports of umdesireable effects, medication errors indicated by the lack of effect, overdose, etc. wil be carefully monitored.
Edluar (zolpidem tartrate) Sublingual Tablets (PDF - 47KB)44	A Knowledge, Attitude, and Behavior (KAB) Survey will be developed and field-tested using a battery of selected questions that will ascertain the patients' understanding of the serious risks of Edluar. Once an adequate sample size is obtained, the results will be used to determine if the effectiveness of the REMS. The sponsor will evaluate various approaches to identify and reach appropriate patients while maintaining compliance with HIPAA. The KAB Survey will also be used to evaluate whether the patient or caregiver recalls receiving the printed MG.
Entereg (alvimopan) Capsules (PDF - 2120KB)48	• An assessment of use data establishing the circumstances of use of Entereg: – the extent of outpatient use; – the extent of inpatient use; – the extent of use > 15 doses within hospitals; – the extent of use in bowel resection procedures; – the extent of use in non-bowel resection procedures; – the extent of use for other reasons; – the extent of use by specially certified hospitals; and – the extent of use by hospitals that are not specially certified. • A description of the investigation of use deviations and corrective actions taken. • An assessment of healthcare professional understanding regarding the safe use of Entereg; i.e., the results of surveys administered to hospital pharmacists and surgeons 12 and 18 months following the launch of Entereg, and every 12 months thereafter if sufficient understanding is not displayed. Please see the appended Survey Program. • A narrative summary and analysis of myocardial infarctions reported with use of Entereg. • Based on the information provided, an assessment and conclusion of whether the REMS is meeting its goals, and whether modifications to the REMS are needed.

Nplate (romiplostim) for Subcutaneous Injection (PDF - 436KB)[94]	•An assessment of enrollment and discontinuation statistics for patients, prescribers, and institutions oThe number of patients enrolled in the Nplate™ NEXUS Program oThe number of patient person-years for enrolled patients in the Nplate™ NEXUS Program. oThe number of new patients enrolled during the reporting period. oThe number of patients who received Nplate who were not enrolled oThe number of patients who discontinued Nplate oThe number of patients who were lost-to-follow-up oThe number of patients who discontinue Nplate and are re-enrolled for another course of Nplate treatment oThe number of healthcare providers enrolled in the Nplate™ NEXUS Program oThe number of new healthcare providers enrolled in the Nplate™ NEXUS Program during the reporting period. oThe number of enrolled healthcare providers actively prescribing Nplate during the reporting period. oThe number of healthcare providers who have ordered/prescribed Nplate who were not enrolled oThe number of institutions enrolled in the Nplate™ NEXUS Program oThe number of institutions who treated a patient with Nplate during the reporting period. oThe number of institutions who ordered/prescribed/dispensed Nplate that were not enrolled •A narrative summary will be written by Amgen Global Safety with analysis of patients who discontinued Nplate treatment including duration of treatment and the reason for discontinuation during the reporting period. •The total number of safety stock orders requested, filled, and denied for prescribers during the reporting period. oA summary and analysis of safety stock orders per prescriber during the reporting period. •The total number of safety stock orders requested, filled, and denied for institutions during the reporting period. oA summary and analysis of safety stock orders per institution during the reporting period. •A narrative summary with analysis of reports with inpatient to outpatient (or vice versa) transition issues. •An assessment of use data establishing the circumstances of the use of Nplate oThe extent of use in the indicated population oThe extent of use in patients by various baseline data parameters (e.g., platelet count, spleen status, number of previous therapies, duration of ITP, previous treatment with Nplate, age) oThe extent of use for treatment of thrombocytopenia associated with chemotherapy or MDS oThe extent of use for treatment for other reasons oThe extent of use in inpatients oThe extent of use in outpatients affiliated with a hospital/institution (e.g., clinics) oThe extent of use in outpatients not affiliated with a hospital/institution (e.g., doctor's office) •An assessment of prescriber compliance with elements of certification: completing the Nplate™ NEXUS Program Patient Baseline Data Form, Nplate™ NEXUS Program Safety Questionnaire with reauthorization, and the Discontinuation/Post-Discontinuation Follow-Up Form for each patient during the reporting period and cumulative. •The number of prescribers not complying with certification requirements who must order Nplate directly from the Nplate™ NEXUS Program (no longer allowed to order through a distributor) during the reporting period and cumulative. Describe the types of non-compliance. •The number and summary of prescribers who were un-enrolled from the Nplate™ NEXUS Program during the reporting period and cumulative. •The number of non-compliant institutions that must order Nplate directly from the Nplate™ NEXUS Program (no longer allowed to order through a distributor) during the reporting period and cumulative. Describe the types of non-compliance. •A summary of the institution audits performed during the reporting period. This may include but not be limited to the number of institutions audited, describing the institution compliance with prescriber enrollment, patient enrollment, Baseline Data Form completion, and maintaining Nplate product tracking information. This summary should identify any deviations and the corrective actions taken. Please see the appended Monitoring and Compliance of Nplate™ NEXUS Program Elements.

	•Amgen Global Safety will write a narrative summary and analysis of the following adverse events reported during the reporting period including: oBone marrow reticulin formation oBone marrow fibrosis oNewly diagnosed hematological malignancies or MDS oProgression of previously diagnosed hematological malignancies or precancerous conditions (e.g., MDS) oWorsening thrombocytopenia upon cessation of Nplate oThrombotic/Thromboembolic events oMedication errors resulting in a serious outcome oDeath •The total number and percentage of patients who received a bone marrow biopsy due to a change in the patient's peripheral smear (cumulative). •The total number and percentage of patients who had a diagnosis of bone marrow fibrosis (cumulative). •The total number and percentage of patients who had a diagnosis of a new hematological malignancy (cumulative). •The total number and percentage of patients who had progression of a previously diagnosed hematological malignancy (cumulative). •The total number and percentage of patients who had worsening thrombocytopenia upon cessation of Nplate (cumulative). •The total number and percentage of patients who had a thrombotic/thromboembolic event (cumulative). •The total number and percentage of patients who had a serious outcome as a result of a medication error (cumulative). •Where clinical data are incomplete concerning events of interest (e.g., bone marrow fibrosis, hematological malignancy, thrombotic/thromboembolic complications, worsened thrombocytopenia upon cessation of Nplate, serious complications due to medication error, and death) or data points of interest, the report will include a complete description of Amgen's attempts to obtain the missing data. If necessary to establish the cause of death for a patient receiving Nplate, Amgen will obtain information from the National Death Index of the National Center for Health Statistics, Centers for Disease Control. •A summary and analysis of unintended interruptions in treatment (e.g., interruptions due to shipment delays and other logistical issues). This summary should describe any corrective actions taken. •A summary of all the changes to the Nplate™ NEXUS Program that were implemented during the reporting period. •A report on periodic assessments of the distribution and dispensing of the Medication Guide in accordance with 21 CFR 208.24. •An assessment of healthcare provider and patient understanding regarding the safe-use of Nplate (i.e., the results of surveys administered to prescribers and patients). The survey instrument and methodology will be developed after the product labeling and the educational materials are finalized and will be provided to the FDA for review and comment at least 2 months before it is administered to prescribers and patients in the field. The survey protocol will include the sample size and confidence intervals associated with that sample size; how the sample will be determined (selection criteria); the expected number of physicians to be surveyed; how the participants will be recruited; how and when the surveys will be administered; and an explanation of controls used to minimize bias. •Based on the information provided, an assessment and conclusion of whether the REMS is meeting its goals, and whether modifications to the REMS are needed.
PegIntron Rebetol Combopack (Peginterferon alfa-2b, Redipen Single-dose Delivery System and Rebetol Ribavirin) (PDF - 512KB)105	-
Treximet (sumatriptan succinate and naproxen sodium) Tablets (PDF - 112KB)145	-
Venlafaxine hydrochloride Extended-Release Tablets (PDF - 156KB)152	-

Xeomin (incobotulinumtoxinA) Injection (PDF - 55KB)164	A survey of patients' understanding of the serious risks of XEOMIN®. B.A survey of prescribers' understanding of the serious risks of XEOMIN® and the lack of interchangeability of XEOMIN® units with those of other licensed botulinum toxin products. C.A report on periodic assessments of the distribution and dispensing of the Medication Guide in accordance with 21 CFR 208.24. D.A report on failures to adhere to distribution and dispensing requirements, and corrective actions to address non-compliance. E.An assessment of use data including: i.extent of use (denominator estimates) ii.number of patients by age F.A summary of reports of all potential or diagnosed cases of distant spread of botulinum toxin effects after local injection with XEOMIN®. G.A summary of reports of all medication errors involving interchangeability of XEOMIN® units with those of other licensed botulinum toxin products. H.The extent to which the elements of the REMS are meeting the goals of the REMS and whether modifications to the elements or goals are needed.

Anhang 5: Ziele in REMS

Name	Goal	Goal short	goal = infomormation	goal = Vermeidung Nebenwirkung	goal = Vermeidung medication error
Cambia (diclofenac potassium) Oral Solution (PDF - 39KB)28	To inform patients about the serious risks associated with the use of CAMBIA, particularly the increased risk of cardiovascular events and gastrointestinal toxicity.	information (patients) about risks	yes		
Dysport (abobotulinumtoxinA) Injection (PDF - 1020KB)43	The goal of the REMS is to ensure that the potential benefits of treatment with DYSPORTTM for the treatment of Cervical Dystonia and Glabellar Lines outweigh the potential risks of: . Medication errors related to the lack of interchangeability of DYSPORTTM units with those of toxins of other manufacturers; and . the potential for the occurrence of distant spread of toxin effect beyond the injection site discussed in the Warnings and Precautions section of the package insert.	positive benefit-risk-ratio Vermeidung von Medication Erros (Austauschbarkeit), Verbreitung toxischer Effekte			yes
Edluar (zolpidem tartrate) Sublingual Tablets (PDF - 47KB)44	The goal of the REMS is to effectively communicate to patients the risks involved with Edluar	information (patients) about risks	yes		
Entereg (alvimopan) Capsules (PDF - 2120KB)48	To reduce the risk of myocardial infarction observed with longer use, Entereg (alvimopan) will be used only for short-term use (not to exceed 15 doses) in inpatient settings.	reduce risk of a certain adverse event		yes	

Nplate (romiplostim) for Subcutaneous Injection (PDF - 436KB)94	To promote informed risk-benefit decisions before initiating treatment and while patients are on treatment to ensure appropriate use of Nplate (romiplostim) •To establish the long-term safety and safe use of Nplate (romiplostim) through periodic monitoring of all patients who receive Nplate (romiplostim) for changes in bone marrow reticulin formation and bone marrow fibrosis, worsened thrombocytopenia after cessation of Nplate, thrombotic/thromboembolic complications, hematological malignancies and progression of malignancy in patients with a pre-existing hematological malignancy or myelodysplastic syndrome (MDS), and medication errors associated with serious outcomes.	information about risks ensure appropriate and safe use	yes		yes
PegIntron Rebetol Combopack (Peginterferon alfa-2b, Redipen Single-dose Delivery System and Rebetol Ribavirin) (PDF - 512KB)105					
Treximet (sumatriptan succinate and naproxen sodium) Tablets (PDF - 112KB)145					
Venlafaxine hydrochloride Extended-Release Tablets (PDF - 156KB)152					
Xeomin (incobotulinumtoxinA) Injection (PDF - 55KB)164	•minimize the risks of medication errors related to the lack of interchangeability of XEOMIN® units with those of licensed botulinum toxins of other manufacturers; and •inform prescribers and patients about the potential occurrence of spread of toxin effect beyond the injection site.	Vermeidung von Medication Erros (Austauschbarkeit), Information (patients and HCP) about risk	yes		yes

Anhang 6: Gesprächsprotokoll Stephen Heaton

Teilnehmer: Dr. Stephen Heaton
(Bayer Healthcare Pharmaceuticals, Global Pharmacovigilance, Risk Management, Risk Management Coordination)
Kerstin Bendig
Datum: 09. Mai 2011
Uhrzeit: 9.00 Uhr

Kerstin Bendig:
How would you define Risk Minimization?

Stephen Heaton:
It is very important to differentiate between Risk Minimization and Risk Mitigation
Risk Minimization describes measures which reduce the likelihood of the occurrence of the risk.
Risk Mitigation describes measures which reduce the extent of negative effects in case of occurrence of the risk.
For the example of Isotretinoin, Risk Minimization measures would be those that prevent a woman on Isotretinoin from becoming pregnant while one possible Risk Mitigation measure would be abortion.
The differentiation between Risk Mitigation and Risk Minimization is not yet common in the area of Pharmacovigilance. However, in order to use exact terminology, it is very important to use these two terms correct.
The name of the REMS refers to Mitigation, though the proposed measures refer to both, Risk Mitigation and Risk Minimization.

SCHRIFTENREIHE MASTERSTUDIENGANG CONSUMER HEALTH CARE

herausgegeben von Prof. Dr. Marion Schaefer

ISSN 1869-6627

1 *Lena Harmann*
Patienteninformation und Shared Decision Making im Lichte des Publikumswerbeverbotes für verschreibungspflichtige Arzneimittel
ISBN 978-3-8382-0056-9

2 *Janna K. Schweim*
Untersuchungen zum Arzneimittelversandhandel aus Verbrauchersicht
ISBN 978-3-8382-0071-2

3 *Ansgar Muhle*
Deutsche Gesundheitsportale im Netz
Kritische Einschätzung anhand der gängigen Qualitätssiegel
ISBN 978-3-8382-0086-6

4 *Elizabeth Storz*
Psychopharmakamarkt in Deutschland
Eine Untersuchung zu den Strukturveränderungen durch das Arzneiversorgungs-Wirtschaftlichkeitsgesetz (AVWG)
ISBN 978-3-8382-0109-2

5 *Ursula Sellerberg*
Heilpflanzen-Datenbanken im Internet
Eine kritische Untersuchung anhand verbraucherrelevanter Kriterien
ISBN 978-3-8382-0092-7

6 *Rüdiger Kolbeck*
Arzneimittelfälschungen auf globaler und nationaler Ebene
Eine Studie über das Problembewusstsein bei Patienten und Experten
ISBN 978-3-8382-0155-9

7 *Silke Lauterbach*
Das diabetische Fußsyndrom
Ein Ratgeber zur Identifizierung von Risikopatienten in der Apotheke
ISBN 978-3-8382-0182-5

8 *Judith Rommerskirchen*
Die Arzneimittelrabattverträge der gesetzlichen Krankenversicherungen
Eine Studie über Probleme bei ihrer Umsetzung an der Schnittstelle von Arzt und Apotheker
ISBN 978-3-8382-0253-2

Abonnement

Hiermit abonniere ich die **Schriftenreihe Masterstudiengang Consumer Health Care (ISSN 1869-6627),** herausgegeben von Prof. Dr. Marion Schaefer,

❒ ab Band # 1

❒ ab Band # ___

❒ Außerdem bestelle ich folgende der bereits erschienenen Bände:

#___, ___, ___, ___, ___, ___, ___, ___, ___, ___, ___, ___

❒ ab der nächsten Neuerscheinung

❒ Außerdem bestelle ich folgende der bereits erschienenen Bände:

#___, ___, ___, ___, ___, ___, ___, ___, ___, ___, ___, ___

❒ 1 Ausgabe pro Band ODER ❒ ___ Ausgaben pro Band

Bitte senden Sie meine Bücher zur versandkostenfreien Lieferung innerhalb Deutschlands an folgende Anschrift:

Vorname, Name: ___________________________

Straße, Hausnr.: ___________________________

PLZ, Ort: ___________________________

Tel. (für Rückfragen): _______________ *Datum, Unterschrift:* _______________

Zahlungsart

❒ *ich möchte per Rechnung zahlen*

❒ *ich möchte per Lastschrift zahlen*

bei Zahlung per Lastschrift bitte ausfüllen:

Kontoinhaber: ___________________________

Kreditinstitut: ___________________________

Kontonummer: _______________ Bankleitzahl: _______________

Hiermit ermächtige ich jederzeit widerruflich den ***ibidem***-Verlag, die fälligen Zahlungen für mein Abonnement der **Schriftenreihe Masterstudiengang Consumer Health Care** von meinem oben genannten Konto per Lastschrift abzubuchen.

Datum, Unterschrift: ___________________________

Abonnementformular entweder **per Fax** senden an: **0511 / 262 2201** oder 0711 / 800 1889
oder als **Brief** an: ***ibidem***-Verlag, Julius-Leber Weg 11, 30457 Hannover oder
als e-mail an: ibidem@ibidem-verlag.de

ibidem-Verlag
Melchiorstr. 15
D-70439 Stuttgart
info@ibidem-verlag.de

www.ibidem-verlag.de
www.ibidem.eu
www.edition-noema.de
www.autorenbetreuung.de

Kolibri 360 GmbH
Ferdinand-Jühlke-Straße 7
99095 Erfurt, Deutschland
produktsicherheit@kolibri360.de